南京军区疾病预防控制中心 编

健康零距离丛书

# 埃博拉出血热防治手册

主编 李丙军 王长军 贾德胜

编委（按姓氏笔画排名）

艾乐乐 吕 恒 朱长强

张锦海 李晓萍 高作文

和晓京 赵 斌 郑 剑

郑 峰 金慧英 郭建斌

曹勇平 谭伟龙 谭维国

苏州大学出版社

**图书在版编目(CIP)数据**

埃博拉出血热防治手册 / 李丙军，王长军，贾德胜主编. —苏州：苏州大学出版社，2015. 1
（健康零距离丛书）
ISBN 978-7-5672-1019-6

Ⅰ. ①埃… Ⅱ. ①李… ②王… ③贾… Ⅲ. ①流行性出血热—防治—手册 Ⅳ. ①R512. 8—62

中国版本图书馆 CIP 数据核字(2014)第 297629 号

书　　名：埃博拉出血热防治手册
主　　编：李丙军　王长军　贾德胜
责任编辑：李寿春
装帧设计：吴　钰
出版发行：苏州大学出版社
社　　址：苏州市十梓街 1 号　邮编：215006
印　　刷：虎彩印艺股份有限公司
开　　本：850 mm×1 168 mm　1/32　印张：6. 25　插页：4
　　　　　字数：137 千
版　　次：2015 年 1 月第 1 版
印　　次：2015 年 1 月第 1 次印刷
书　　号：ISBN 978-7-5672-1019-6
定　　价：16. 00 元

苏州大学版图书若有印装错误，本社负责调换
苏州大学出版社营销部　电话：0512－65225020
苏州大学出版社网址　http://www.sudapress.com

# 《健康零距离》丛书
## 编委会

# 序 言

“埃博拉”是刚果(金)北部一条河流的名字。1976 年,一种不知名的病毒侵袭埃博拉河沿岸 55 个村庄,致使数百生灵涂炭,有的家庭甚至无一幸免,“埃博拉病毒”因此得名,该病以发热、出血为显著临床表现,故名“埃博拉出血热”。1979 年、1994 年该疫情又先后在苏丹、加蓬等国发生大流行。2014 年 2 月,西非又发生埃博拉出血热暴发流行,目前疫情仍未得到有效控制。根据 WHO 报告,截至 2014 年 11 月 23 日,西非疫情累计出现埃博拉病出血热病例 15 935 例,死亡 5 689 人,感染及死亡人数均创历史新高。2014 年 10 月 8 日,美国首例输入性病例死亡。西班牙也发现 1 例输入性病例。两国还分别出现 2 例和 1 例本地感染病例。世界卫生组织宣布,西非埃博拉疫情已升级为国际关注的突发公共卫生事件。

作为发展中的经济大国,我国与西非国家交往密切,贸易、人员往来频繁,不少中资企业在西非国家投资办厂,疫区国家也有大量留学生来华学习。为援助西非国家抗击埃博拉疫情,我国除原来派出的援非医疗队立即投入抗击埃博拉疫情外,我国军队和地方又派出了近千名医务人员紧急奔赴重疫区参与疫情防控和救治工作。输入性感染埃博拉出血热和援外医务人员自身感染风险进一步加大。

卫生人员作为防治埃博拉出血热的主要力量，也是埃博拉出血热感染的高危人群。根据世界卫生组织 11 月 23 日数据，目前已有 592 名医护人员在抗击埃博拉疫情中感染，340 人死亡。美国及西班牙本土感染病例也是护士，加强卫生人员埃博拉出血热防治知识和技能的学习迫在眉睫。为此，南京军区疾病预防控制中心组织专家编写了《埃博拉出血热防治手册》一书，系统回顾埃博拉出血热疫情发展史，阐述其病原学、临床学和防控知识，详细介绍个人防护和病原学检测方法，旨在提高军区卫生系统防控埃博拉出血热疫情能力，也为全军广大卫生人员提供学习借鉴，同时也作为部队官兵和社会大众防控埃博拉出血热的科普读物，提供有益帮助和科学指导。

南京军区联勤部卫生部部长：方陆普

2014 年 11 月

# 前 言

2014年西非埃博拉出血热疫情已升级为国际关注的突发公共卫生事件。WHO 10月10日继续警告西非国家的疫情仍远未受到控制。联合国疾病特使同日表示，目前，埃博拉病例数量可能正以每3周至每4周的时间周期增加一倍。美国和西班牙已出现埃博拉出血热输入性病例和本土感染病例。埃博拉出血热输入我国的风险进一步加大。

为有效控制埃博拉出血热疫情进一步蔓延，世界卫生组织等机构近期发表了系列研究报告，制定了埃博拉出血热防控技术指南。为严防埃博拉出血热疫情向我国蔓延，国家卫生计生委制订和修订埃博拉出血热防控系列方案，国家疾病预防控制中心也制定了埃博拉出血热监测、检测和个人防护技术指南。

根据目前埃博拉出血热疫情态势，卫生工作者必须系统掌握埃博拉出血热预防、诊治和控制的专业理论和技能。广大民众也迫切需要了解埃博拉出血热防控知识，提高自我防护能力，减少不必要的恐慌。为此，南京军区疾病预防控制中心组织专家编写了本书。本书根据国内外最新研究成果和国家新发布的相关方案和技术指南撰写而成。希望对疾病预防控制和医护工作者提供学习参考，对广大民众普及埃博拉出血热防控知识提供帮助。本书分为七章和附录。第一章对埃博拉出血热疫情发生发展的历史和目前西非疫情态势进行了分析,并提出了应对策略。第二至七章分别介绍了埃博拉出血热的病原学、流行病学、临床学、标本采集与实验室检测、疫情监测与现场流行病学调查、预防与控制。附录部分提供了国家卫生计生委和疾病预防控制中心发布的最新埃博拉出血热防控方案和技术指南。由于与同埃博拉病毒属丝状病毒科的马尔堡病毒均属高致病的甲类病毒,引起的疾病临床表现相似,只是免疫原性不同,在附录部分提供了马尔堡出血热预防控制技术指南。

由于编撰时间较短,编者水平有限,难免存在遗漏、不妥和错误,恳望读者给予批评指正,裨使能在以后充实改进。

本书编委会

2014 年 11 月

# 目录

# 第一章 概 述

埃博拉出血热(Ebola hemorrhagic fever,EBHF),也称埃博拉病(Ebola virus disease,EVD),是由埃博拉病毒(Ebola virus,EBOV)引起的一种传染性、病死率极高的急性出血性疾病。埃博拉病毒与同属丝状病毒科的马尔保病毒(Marburg virus,MBV)均属高致病的甲类病毒,引起的疾病临床表现相似,但免疫原性不同。埃博拉出血热主要通过接触病人或感染动物的血液、体液、分泌物和排泄物及其污染物等而感染,临床表现主要为突起发热、出血和多脏器损害。埃博拉出血热病死率可高达 50% ~ 90%。本病于 1976 年在非洲首次发现,主要在苏丹、刚果民主共和国、科特迪瓦、加蓬、南非、乌干达、刚果、几内亚、利比里亚、塞拉利昂、尼日利亚等非洲国家流行。目前尚无预防本病的疫苗,及时发现、诊断和严格隔离控制病人、密切接触者隔离医学观察、加强个人防护与感染控制等是防控埃博拉出血热的关键措施。

## 第一节　埃博拉出血热的发现

埃博拉出血热在中非热带雨林地区和东南非洲热带大草原可能已流行了几个世纪，但一直未引起注意。1976 年埃博拉出血热在非洲苏丹和扎伊尔（今刚果民主共和国）相继暴发流行，引起了广泛重视。

1976 年夏天，非洲苏丹、扎伊尔几乎同时出现一种烈性传染病。患者突然起病，发热伴剧烈头痛、双眼结膜充血、咽喉炎伴明显吞咽痛、肌肉关节酸痛，2 ~ 3 天后，病情恶化，可见腹痛、腹泻和血便，继而出现明显的出血倾向。多数病例死于肝、肾衰竭等致死性并发症。

该病暴发后不到 6 个月，研究人员在电镜下发现了致病元凶——直径大约 100 nm，分支形、“U”形、“6”形或环形的长丝状体病毒颗粒。因首先在扎伊尔埃博拉河边一个小镇的病人体内分离出该病毒，故将病毒命名为“埃博拉病毒”（图 1-1）。因该病以发热、出血为显著临床表现，故名“埃博拉出血热”。

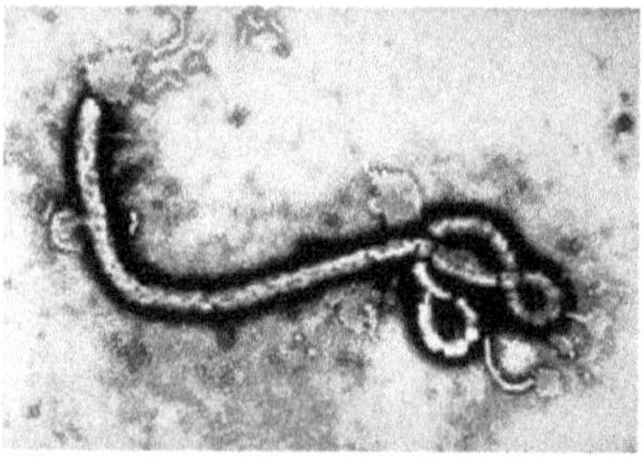

**图 1-1　埃博拉病毒电镜照片**

## 第二节 埃博拉出血热疫情发展与应对

### 一、埃博拉出血热疫情发展

1976年埃博拉出血热在非洲苏丹和扎伊尔几乎同时出现暴发流行。苏丹发病284例，死亡151例，病死率53%；扎伊尔发病318例，死亡280例，病死率88%。苏丹首例病人是一家棉纺厂工人，在发病后不久，与其密切接触的同事及亲友相继发病并造成流行。扎伊尔首例病人因疑似疟疾在一家医院接受奎宁注射治疗，1周内，在这家医院接受注射及与病人密切接触者大多被感染，并随之蔓延。1977年扎伊尔发病1例，死亡。

1979年在苏丹的恩扎拉地区引发了第3次流行，发病34例，死亡22例，病死率65%，大部分病例为病人家属，是在家庭内护理病人而感染。以后10多年中世界各地未发生埃博拉出血热流行。1989年和1990年在美国以及1992年意大利从菲律宾进口的猴子中检出埃博拉病毒，但无人感染。

直到1994年在加蓬发生了第4次流行，发病52例，死亡31例，病死率60%。在科特迪瓦发病1例，无死亡。

1995年在扎伊尔发生了第5次流行，发病315例，死亡245例，病死率77%。1995年1月6日发现首例病人，是基奎特市第二医院实验室技术人员，在为他治疗和护理的人员中相继感染并传播开来。除散发病例外，所有病例中的25%是担当健康管理工作人员，均在采取个人防护之前发病。此次流行在有效的医学防护措施、隔离传染源和整个社会动员加强流行病学监控实施后,该次于1995年7月16日终结。

第6次和第7次暴发流行在加蓬北部(1996年1~4月和7~12月)。共发病91例,死亡66例,病死率73%。这次流行主要是1995年2月,18名村民接触了1只死在丛林中的黑猩猩所引起。随后发生的病例都与参加过传统性葬礼有关。在7~8月间,又有2例无任何关系的猎人发病。8月有报道在同一地区发现了多只猩猩死亡。10月下旬,南非报告1名接受治疗的埃博拉出血热加蓬医生感染了1名护士。在1997年1月发病的1例病人为本次流行的最终病例。

第8次是在2000年10月乌干达北部,距苏丹90km处的古卢暴发流行。到2001年1月23日古卢医院收治的最后1例,共发病425例,其中女性病例293人(占63%)。死亡224例,病死率为53%,其中男性156例(占70%)。平均年龄为(27±16)岁,年龄最小的为8天,最大的为72岁,20%的疑似病例年龄小于13岁。有29例感染者为卫生保健人员。从症状发作到死亡平均时间为(8±5)天。有218名疑似病例(52%)已通过实验证实。

此后,在非洲地区发生了多起流行。根据世界卫生组织(WHO)官方统计,1976~2012年各地埃博拉出血热疫情见表1-1。

表1-1　1976~2012年世界各地埃博拉出血热疫情统计

| 年份 | 国家 | 埃博拉病毒分型 | 病例数 | 死亡数 | 病死率 |
|---|---|---|---|---|---|
| 2012 | 刚果 | 本迪布焦型 | 57 | 29 | 51% |
| 2012 | 乌干达 | 苏丹型 | 7 | 4 | 57% |

续表

| 年 份 | 国 家 | 埃博拉病毒分型 | 病例数 | 死亡数 | 病死率 |
|---|---|---|---|---|---|
| 2012 | 乌干达 | 苏丹型 | 24 | 17 | 71% |
| 2011 | 乌干达 | 苏丹型 | 1 | 1 | 100% |
| 2008 | 刚果 | 扎伊尔型 | 32 | 14 | 44% |
| 2007 | 乌干达 | 本迪布焦型 | 149 | 37 | 25% |
| 2007 | 刚果 | 扎伊尔型 | 264 | 187 | 71% |
| 2005 | 刚果 | 扎伊尔型 | 12 | 10 | 83% |
| 2004 | 苏丹 | 苏丹型 | 17 | 7 | 41% |
| 2003（11～12月） | 刚果 | 扎伊尔型 | 35 | 29 | 83% |
| 2003（1～4月） | 刚果 | 扎伊尔型 | 143 | 128 | 90% |
| 2001～2002 | 刚果 | 扎伊尔型 | 59 | 44 | 75% |
| 2001～2002 | 加蓬 | 扎伊尔型 | 65 | 53 | 82% |
| 2000 | 乌干达 | 苏丹型 | 425 | 224 | 53% |
| 1996 | 南非（前加蓬） | 扎伊尔型 | 1 | 1 | 100% |
| 1996（7～12月） | 加蓬 | 扎伊尔型 | 60 | 45 | 75% |
| 1996（1～4月） | 加蓬 | 扎伊尔型 | 31 | 21 | 68% |
| 1995 | 刚果 | 扎伊尔型 | 315 | 254 | 81% |
| 1994 | 科特迪瓦 | 科特迪瓦型 | 1 | 0 | 0% |
| 1994 | 加蓬 | 扎伊尔型 | 52 | 31 | 60% |
| 1979 | 苏丹 | 苏丹型 | 34 | 22 | 65% |
| 1977 | 扎伊尔 | 扎伊尔型 | 1 | 1 | 100% |
| 1976 | 苏丹 | 苏丹型 | 284 | 151 | 53% |
| 1976 | 扎伊尔 | 扎伊尔型 | 318 | 280 | 88% |

数据来源：http://www.who.int/mediacentre/factsheets/fs103/zh/

2014年2月开始暴发于西非的埃博拉出血热疫情，波及几内亚、利比里亚、塞拉利昂、尼日利亚和塞内加尔5国，并首次超出边远的丛林村庄，蔓延至人口密集的大城市。根据WHO数据，截至11月23日，西非埃博拉出血热疫情共有报告病例15 935例（死亡5 689人）。其中，利比里亚7 168例（死亡3 016人），塞拉利昂6 599例（死亡1 398人），几内亚2 134例（死亡1 260人），尼日利亚20例（死亡8人），马里8例（死亡6人），塞内加尔1例，美国4例（死亡1人），西班牙1例。而WHO估计有关数字要比实际的低。累计报告病例时间分布见图1-2。

WHO继续警告西非国家的疫情仍远未受到控制，但还没有在全球大规模蔓延的趋势。

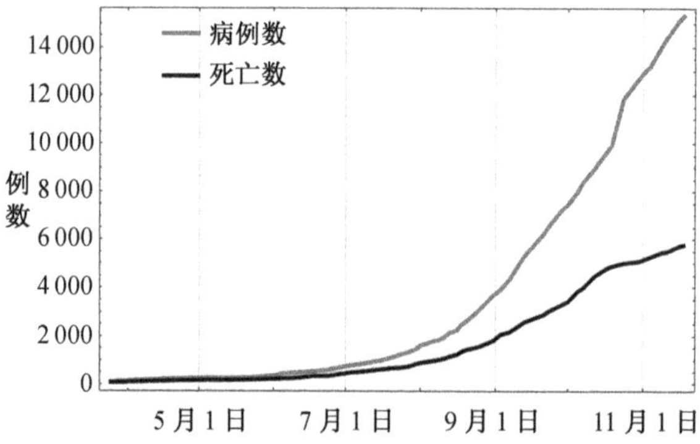


**图1-2　2014年西非埃博拉出血热疫情累积报告病例和死亡病例时间分布情况（10月18日，WHO）**

据调查，此次在西非暴发的埃博拉疫情很可能源于1名生活在几内亚，已经去世的2岁男童，其生前曾被感染埃博拉病毒的果蝠叮咬。男童在发病4天后，于2013年12月6日死亡。研究人员事后追溯了这名男童的家族，发现了一系列埃博拉病毒感染的连锁事件。男童死亡后，其母亲出现出血症状，并在2013年12月13日死亡。其3岁姐姐也在12月29日死亡，并且症状表现为发热、呕吐等。男童的祖母后来也出现类似症状，并于2014年1月1日死亡。男童家庭所在的村庄位于几内亚南部靠近塞拉利昂与利比里亚的边境地区。几名村庄外部的人员参加了婴儿祖母的丧礼后，也陆续出现了感染症状。由于当地参加传统葬礼并亲密接触死者的习俗，埃博拉病毒随着参加葬礼而被感染的人越传越多，疫情波及范围越来越大。

2014年9月30日，美国本土确诊1例埃博拉出血热病例。这是在非洲以外地区出现的世界首例输入性病例。美国人托马斯·埃里克·邓肯于9月20日从西非国家利比里亚抵美探亲，24日开始出现埃博拉症状，26日到医院就诊没被及时诊断出病情，28日病情恶化被救护车送回医院，30日确诊，10月8日上午不治身亡。其后，2名护理过该患者的护士确诊感染埃博拉出血热。

2014年10月6日确认，1名西班牙护士在马德里确诊感染埃博拉病毒，这名护士曾参与治疗1名从塞拉利昂转移至西班牙的埃博拉患者。这是在非洲以外地区首例本土感染病例。

2014年11月18日，印度1名26岁的男子经检测确认感染埃博拉病毒，这是该国首次发现埃博拉出血热病例。该男子于11月10日乘机抵达新德里，随身携带一份由利比里亚政府出具的埃博拉出血热“治愈”证明，没有埃博拉出血热症状。其血液样本曾多次检测为埃博拉病毒“阴性”，但在其精液样本检测为“阳性”，最终确认该例病患。这说明在临床治愈90天内仍可能通过性接触传染给其他人。该男子被隔离,直到其体液检测不再具有埃博拉病毒。

美国和西班牙输入性病例和本土感染病例的出现,预示着西非埃博拉疫情向世界其他地区传播和蔓延的风险在加大。

## 二、埃博拉出血热对人类的威胁

埃博拉出血热在非洲热带雨林地区和东南非洲热带大草原可能已流行了几个世纪,但由于认知水平以及信息闭塞,一直未引起注意。1976 年埃博拉出血热在非洲苏丹和扎伊尔相继暴发流行,研究人员首次分离并确定了病原体。此后,在非洲地区发生了多起流行。该病通常由血液和其他体液传播,传播速度很快,病死率高达 50% ~90% ,尚无有效疗法,对人类健康和生命造成严重威胁,已引起广泛重视。特别是 2014 年 2 月开始暴发于西非的埃博拉出血热疫情,流行时间之长,涉及范围之大,感染病例和造成死亡的人数之多,不仅感染疫区人心惶惶,全球多国亦陷恐慌,引起世界的关注。

WHO 已确认埃博拉病毒在国际上进一步传播的可能性,同时也强调做出强有力的国际反应的极端必要性。WHO 9 月 23 日在《新英格兰医学杂志》发表报告预测,如果西非地区加强病例追踪与隔离、医护质量与管理水平及国际援助等疫情防控措施未得以快速改善,埃博拉病毒确诊和可能感染病例数量将于今年 11 月 2 日超过 2 万,其中利比里亚约 9 900 例,几内亚约 5 700 例,塞拉利昂约 5 000 例。埃博拉病毒还可能“搭飞机”越界,在非洲大陆及其以外的地区“落脚”。

埃博拉病毒与同属丝状病毒科丝状病毒属的马尔堡病毒,生物安全等级为4级(艾滋病为3级,SARS为3级,级数越大防护越严格),对人类威胁极大。二者感染均以发热、出血及高病死率为特征。两种病毒均以人—人传播为特征,被认为可能作为生物战剂使用。

剑桥大学生物人类学家沃尔什警告,恐怖分子组织如“基地”或将埃博拉病毒用以制造脏弹,“如果有哪个组织成功将这种病毒制成武器,然后将其在人口密集区域引爆,将直接造成可怕的大规模死亡。”沃尔什表示,目前全世界仅有几家实验室存有埃博拉病毒,但都受到了非常严格的保护。然而,伴随着埃博拉出血热疫情暴发,恐怖分子或可直接从西非疫区获得埃博拉病毒。

1992年,日本的奥姆真理教领袖麻原彰晃曾带领40名成员赴刚果民主共和国,希望获得埃博拉病毒作为大规模恐怖袭击的工具,但最终因没有疫区而无法获得该病毒,不得已作罢。

## 三、埃博拉出血热疫情影响因素及应对策略

### (一)埃博拉出血热的自然疫源性属性是疫情长期存在的主要原因

本病天然储存宿主及其在自然界中的循环方式至今尚不清楚,人和灵长类动物都能发生感染和死亡,但未见慢性感染者。研究表明,蝙蝠、黑猩猩和猴等动物可能是该病毒的宿主和传染源。据感染病毒后的蝙蝠一般不会死亡,推断蝙蝠是埃博拉病毒贮存的自然宿主。在存在猩猩、猴和蝙蝠等动物的西非地区,埃博拉出血热可形成自然疫源性流行。由于本病存在自然疫源性特征,人类在接触自然宿主

和发病的野生动物后，可造成人间感染和流行。受自然因素的影响，疫情会在西非地区长期存在，防治难度大。

（二）社会因素是造成西非地区疫情蔓延迅速的重要原因

西非受埃博拉出血热疫情影响的国家经济和文化大多比较落后。研究证实在当地野生动物尸体中存在埃博拉病毒，提示该病先在动物中流行，然后传染给人类。野生动物的肉又往往是这些地区生活在森林中人们的主要蛋白质来源。在猎捕、加工或食用未经煮熟的野生动物过程中，极易感染埃博拉病毒（图 1-3）。另一方面，非洲居民对葬礼非常重视，死者下葬前必须清洗排泄物，并且还有与死者密切接触的行为，所以第一代病例死亡后，传统葬礼的习俗为该病传播创造了便利条件（图 1-4）。如 1996 年，加蓬北部的

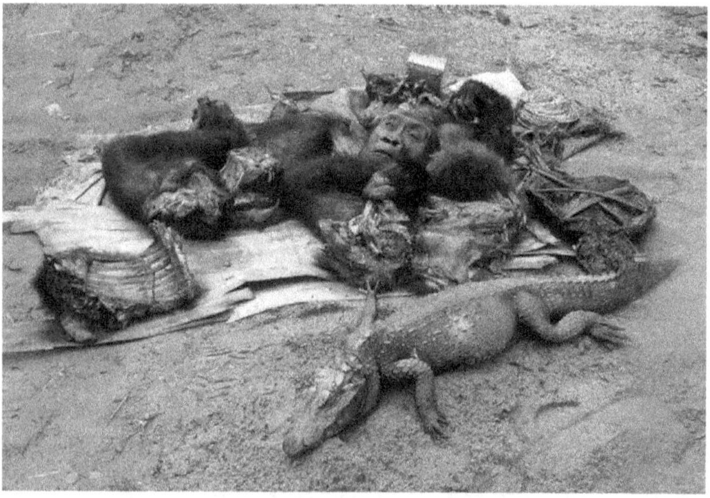

**图 1-3　非洲捕杀黑猩猩、猴子等动物的习惯使得一些病毒从野生动物传播到人类**

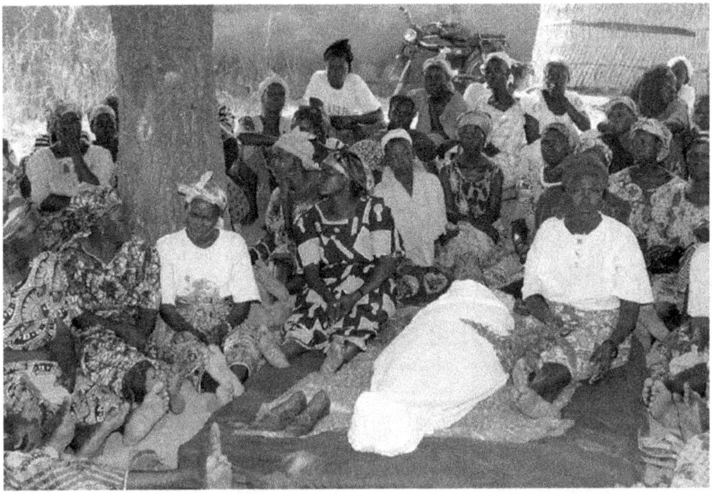

图 1-4 非洲传统葬礼的习俗为埃博拉出血热传播创造了便利条件

埃博拉出血热暴发就是由于 18 名村民密切接触了 1 只死在从林中的黑猩猩引起，随后发生的病例都与参加过传统葬礼有关。2002 年发生在刚果的一次流行中，有 7 人因参加葬礼共用一盆水洗手而感染该病。2014 年西非埃博拉出血热疫情，首发病例男童传染给祖母，村庄外部的人员参加了男童祖母的丧礼后陆续发病，疫情向外蔓延。

非洲一些地区医疗条件非常落后，注射器和针具不能随时消毒，因而造成埃博拉出血热在医院内传播。例如，1976 年扎伊尔 Yambuku 教会医院通过注射器和针具感染 85 例。调查发现每天早晨发给门诊部、产前诊室和病房每名护士 5 只注射器和针具，这些针管和针头使用后只在一盆温水中漂洗后再用，一天工作结束后才进行煮沸消毒。而当时一名埃博拉出血热患者因被怀疑感染疟疾在这家医院接受氯奎注射治疗，所以 1 周内大多数在此接受注射的病人被感染，继而又感染密切接触者，造成该病流行蔓延。

2014 年埃博拉出血热疫情涉及的西非国家多数长期冲突不断，当前疫情蔓延迅速，除疾病本身原因之外，其脆弱的公共卫生系统也是原因之一。目前受疫情影响国家缺少医护人员、医疗用品及个人防护工具，部分医疗设施甚至难以保证基本的水电供应。

（三）西非埃博拉出血热疫情已升级为国际关注的突发公共卫生事件

2014 年西非埃博拉出血热疫情已升级为国际关注的突发公共卫生事件，对人类造成严重威胁，引起世界关注。WHO 自 3 月初即开始协调几内亚、利比里亚和塞拉利昂及相邻地区国家间的信息沟通、资源调配、社会宣传和跨境追踪等工作。同时召集全球疫情警报与反应网络（GOARN）、无国界医生组织（MSF）、美国疾控中心、法国巴斯德研究所等国际组织、机构和合作伙伴协助当地积极应对，开展培训工作，提供病例搜索、实验室确认、密切接触者追踪和医学观察、医疗机构院内感染控制、医务人员培训、社会动员和健康教育、倡导安全殡葬方式、防止歧视等在内的技术支持（图 1-5）。

中国疾病预防控制中心、美国疾病控制与预防中心、非洲联盟委员会、无国界医生组织、欧洲联盟委员会和西非国家经济共同体等单位已投入人力和资金控制疫情。WHO 称，根据计划，到年底前生产的疫苗数量，用于控制西非的埃博拉疫情蔓延，将能够对疫情的控制产生一定的影响。

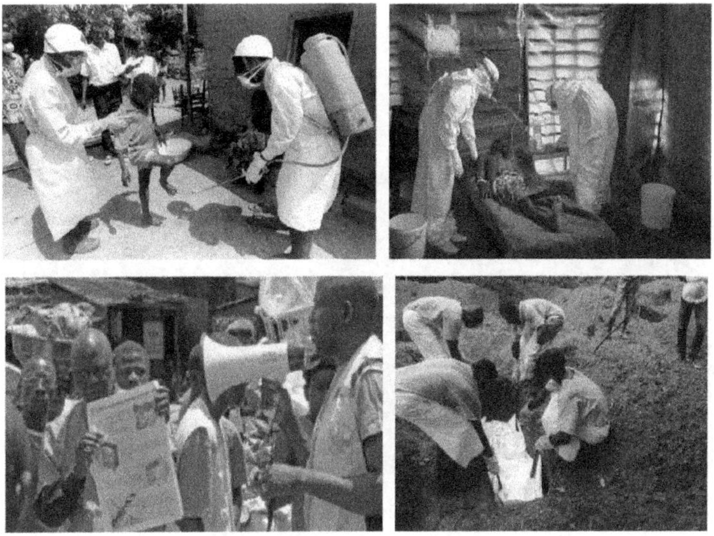

图 1-5 西非各国全力投入疫情防控战斗

为帮助西非国家控制疫情,中国向西非三国提供了大量人道主义救援物资。今年 4 月,当埃博拉疫情刚刚“冒头”时,中国就出手施援,向西非四国提供了价值 400 万元人民币的防疫物资援助(图 1-6)。8 月初,当疫情加剧蔓延但未引起国际社会足够重视之时,中国政府就租用包机以最快速度将疫区最急需物资运抵疫区三国,成为第一个向疫区三国提供抗疫物资的国家,也开创了中国租用包机援非的历史先河。此后,中国向塞拉利昂运送先进的埃博拉检测移动实验室并建设了固定实验室和留观中心,为利比里亚建设一所 100 张床位治疗中心并派出曾亲历抗击非典疫情的精锐部队运营,在中国援非史上均属首次。截至目前,为支持西非疫区三国及其周边 10 国抗疫,中国共向 13 国以及联合国、世卫组织、非盟等提供总价值约 7.5 亿元人

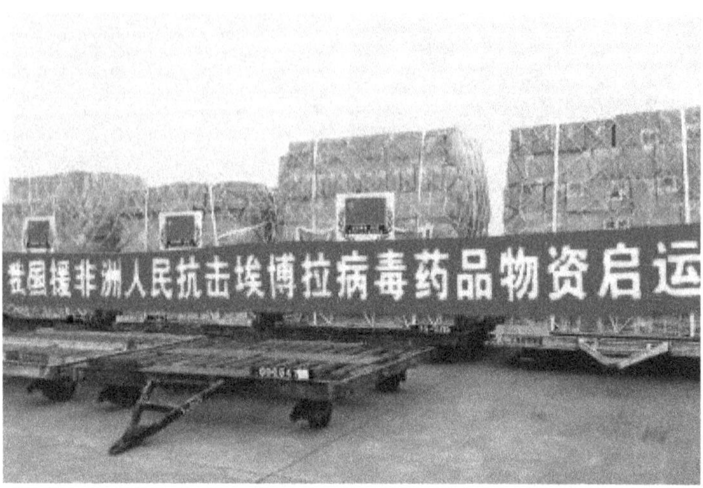


**图 1-6　中国援助非洲抗击埃博拉疫情物资启运**

民币的紧急援助。中国驻疫区三国大使和使馆工作人员始终坚守岗位,400 多名驻利比里亚维和官兵始终战斗在一线,驻疫区三国医疗队坚守为当地民众提供医疗服务。中国还向疫区成建制增派传染病专家和医护人员投入当地防治工作。快速派出了 3 个公共卫生专家组、30 人的解放军援助塞拉利昂医疗队和 59 人的中国疾病预防控制中心移动实验室检测队赴西非三国开展埃博拉出血热防治工作。11 月 14 日,我国派出的 4 支医疗队伍将从首都国际机场出发,前往非洲援助抗击埃博拉疫情。这 4 支队伍分别包括:来自第三军医大学和沈阳军区的 163 位医护人员,将赴利比里亚管理并运营我国援建的 100 张床位的诊疗中心,为当地埃博拉出血热患者提供治疗服务;来自解放军 302 医院和中国疾病预防控制中心人员组建的 40 余人第二批援塞移动实验室检测队,将赴塞拉利昂与我国第一批检测队进行轮换,在中塞友好医院开展标本实验室检测、病例留观和治疗。中国政府援非抗疫高级专员许树强主任一行，将赴西非疫区三国指导、协调、统筹前方医疗卫生力量，争取最佳援外效果；中国疾病预防控制中心副主任冯子健将赴利比里亚担任联合国埃博拉应急特派团团长高级顾问，负责向国际社会传递我国防治非典等重大传染病的"中国经验"。未来数月中国将有近千名专家和医护人员赶赴疫区参与抗疫。

2014 年 8 月军事医学科学院研制埃博拉病毒核酸检测试剂获得正式生产批文，已批量生产。9 月中国疾控中心病毒所宣布，研发成功埃博拉病毒核酸、抗原和抗体检测试剂，经测试，效果与国际著名实验室巴斯德所检测试剂等同，具有高度特异性和敏感性。我国赴塞拉利昂实验室检测队即携带了该检测试剂，目前已经在塞拉利昂开展病毒检测任务。

（四）西非埃博拉出血热疫情是可以控制的

虽然 SARS 病死率为约 10%，远比埃博拉出血热病死率低。但 SARS 可通过近距离空气传播，而埃博拉出血热主要通过接触病人或感染动物的血液、体液、分泌物和排泄物及其污染物等传播。H7N9 禽流感可通过飞禽远距离传播。SARS 和 H7N9 禽流感较埃博拉出血热更容易传播流行。从切断传播途径上讲，埃博拉出血热较 SARS 和 H7N9 禽流感容易防控。中国防治 SARS 和 H7N9 禽流感疫情的经验给世界防控埃博拉出血热疫情增强了信心。如果及时采取正确的预防措施，埃博拉病毒是可防可控的。WHO 官员表示，西非国家可借鉴中国防治 H7N9 禽流感等公共卫生事件的经验，增强公共卫生领域投入，应对当前已升级为国际关注的突发公共卫生事件。西非各国在国际的帮助下，正在全力投入疫情防控战斗。

WHO 官员认为，关注当前的埃博拉出血热疫情，并不意味着从现在起整个世界都将开始担忧，而是所有国家都必须做好感染埃博拉病毒的准备。专家们的建议，参加战胜埃博拉疫情的医护人员需要特别防护。所有援救人员必须接受具体的培训以及身穿防护服。只有这样才能减少医务人员被感染的风险。

2014 年埃博拉出血热疫情目前还主要在西非五国蔓延，但世界各国都加强了口岸检疫。世卫组织呼吁各国不要关闭边界或是限制旅游和贸易，但是强调，有必要对旅行者有无发烧和浑身无力等埃博拉病毒感染症状进行系统的检查。

（五）我国民众对西非地区疫情不必心理恐慌

人类流行病学的发展历史证明，对于任何一种人间新近出现的传染病疫情，只要我们充分了解其流行病学特征，准确把握其内在的流行规律，严密控制各种形式的传染源，严格切断多种渠道的传播途径，就可以基本上控制其暴发流行，大幅度地降低发病率。

埃博拉病毒有传入我国的风险，但暴发风险极低。中国在经历了抗击 SARS 和防治 H7N9 禽流感疫情后，在处置突发公共卫生事件方面取得了宝贵的经验，突发公共卫生事件应急处置能力明显提升。即使埃博拉病毒传入我国，我国政府也有信心、有能力扑灭疫情。中国民众经历了 SARS 和 H7N9 禽流感疫情的“洗礼”，在防护经验和心理承受能力方面有了明显提高。针对西非的埃博拉出血热疫情，大众应科学面对，不应也不必造成心理恐慌。

针对疫情形势，中国卫生计生委及中国疾病预防控制中心自3月20日媒体报道几内亚报告埃博拉出血热疫情以来,密切跟踪西非埃博拉疫情防控进展,及时汇总分析 WHO 及相关国际组织发布的疫情信息,并定期开展风险评估;及时与驻几内亚医疗队保持信息沟通,了解当地局势,并为医疗队提供防控建议;及时翻译、更新 WHO 网站埃博拉病毒病知识问答,并在国内媒体上进行了访谈;实验室进行疑似病例标本检测的相关技术准备;启动了埃博拉出血热应急响应,成立国家应急工作组,进一步强化疫情监测、风险评估、技术准备等工作;组织编写了《西非三国中国公民埃博拉出血热感染防护建议》和《西非三国中国公民埃博拉出血热应急处置方案》;修订了《埃博拉出血热防控方案(第三版)》、《埃博拉出血热个人防护指南(第二版)》和《埃博拉出血热实验室检测方案(第三版)》等。

中国卫生计生委和质检总局为进一步加大防范埃博拉出血热疫情传入我国的工作力度,更好地保障人民群众健康安全,已将埃博拉出血热纳入检疫传染病管理,严防埃博拉出血热疫情传入。

# 第二章 病原学

埃博拉出血热的病原体为埃博拉病毒(Ebola virus),又译作伊波拉病毒,是一种十分罕见的病毒。于1976年在扎伊尔(今刚果民主共和国)被发现。它与1967年从德国马尔堡发现的马尔堡病毒同属丝状病毒科。埃博拉病毒有包膜,是单股、非节段RNA病毒。属单股反链病毒目(*Mononegavirales*)丝状病毒科(*Filoviridae*)埃博拉病毒属(*Ebola-like virus*)。因病毒在电镜下具典型丝状特征而得其科名。埃博拉病毒结构图2-1。

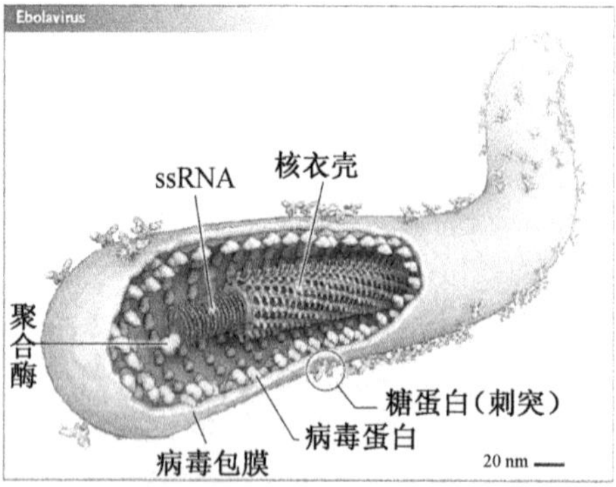


图2-1　埃博拉病毒结构图

# 第一节 病毒形态与理化特性

## 一、病毒形态

病毒呈长丝状体(图 2-2),可呈杆状、丝状、"L"形等多种形态;毒粒长度平均 1 000nm,直径约 100nm。病毒有脂质包膜,包膜上有呈刷状排列的突起,主要由病毒糖蛋白组成。

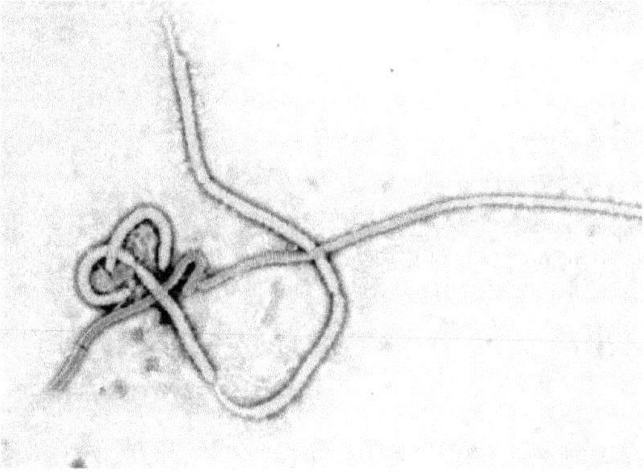

图 2-2 埃博拉病毒电镜照片(CDC/ Dr. Frederick A. Murphy)

## 二、理化特性

埃博拉病毒可先以聚乙二醇沉淀,再经蔗糖梯度离心或超离心进行纯化。病毒在酒石酸钾梯度离心中浮力密度为 1.14 g/mL。病毒基因组占病毒粒子总重量的 1.1%。在 0.15 mol/L NaCl (pH7.4)中沉降系数为 46S。

埃博拉病毒在常温下较稳定,对热有中等度抵抗力,

56℃加热不能完全灭活，60℃灭活病毒需要1小时，100℃ 5分钟即可灭活。紫外线照射2分钟可使之完全灭活。病毒对化学药品敏感，乙醚、去氧胆酸钠、β-丙内酯、福尔马林、次氯酸钠等消毒剂可以完全灭活病毒感染性。钴-60照射、γ射线也可使之灭活。苯酚和胰酶不能完全灭活，只能降低其感染性。常温下，病毒在血液样本或病尸中可存活数周；4℃条件下存放5周其感染性保持不变，8周后滴度降至一半；－70℃条件下可长期保存。

## 第二节　病毒分子结构与复制

### 一、病毒基因组

病毒基因组为无感染性、非节段、线性、单股、负链RNA，相对分子质量（Mr）为$4.2\times10^6$，约占病毒粒子质量的1%。基因组全长18.9kb，含有7个连续排列的基因，顺序为3′-NP-$VP_{35}$-$VP_{40}$-GP-$VP_{30}$-$VP_{24}$-L-5′。基因的两侧是保守的转录起始和终止（多腺苷酸化）序列，含五聚体3′-UAAUU-5′。大多数基因被非保守的基因间区隔开，但有的基因间有很短的重叠，一般均为高度保守的五聚体。扎伊尔型病毒（EBOV-Z）有3个重叠区，分别在$VP_{35}$-$VP_{40}$、GP-$VP_{30}$、$VP_{24}$-L之间。

### 二、病毒蛋白组成

NP是主要的核衣壳结构蛋白，其基因定位于基因组的3′末端，带有一个前导序列，编码区含2 217个核苷酸，编码一个含737个氨基酸残基的蛋白，分子质量为83.3kDa。N端为含较多半胱氨酸的酸性疏水区，可与基因组RNA结合，其C端与基质蛋白发生作用，参与病毒装配。病毒NP蛋白具有很强的抗原性，重组抗原可用于诊断。

EBOV GP转译成熟机制与MBV GP的成熟机制类似。包括翻译后广泛的糖基化，碳水化合物占分子质量的50%以上；PreGPer(110kDa)转变为PreGP(160kDa)；PreGP在类似枯草蛋白酶的内切酶作用下，从$RTRR_{501}$位点处裂解为GP1(140kDa)和GP2(26kDa)，二者再通过二硫键最终形成成熟的GP(125～150kDa)。GP是组成病毒纤突的结构蛋白，组装过程不需要其他病毒蛋白参与。GP为高度糖基化的I型跨膜蛋白，N端和C端均为疏水区，含大量半胱氨酸，中间部位为亲水区，含较多糖基化位点，被认为是介导病毒通过受体进入易感细胞的活性区；阻断靶细胞糖蛋白N-糖基化位点，可特异性抑制GP介导的埃博拉病毒入胞作用，但在MBV则无该效应；靠近C端的26个氨基酸与致瘤反转录病毒基因序列中具有免疫抑制作用的基序(motif)高度同源。此外，GP基因ORF I不经过转录编辑可编码一种小分子非结构蛋白糖蛋白，即sGP，被感染细胞在培养状态下大量分泌sGP于培养上清中。研究者曾在急性感染的病人体内查到sGP，与病毒糖蛋白氨基端有295个氨基酸的同源性，其羧基端69个氨基酸是独特的。它可能在病理发生过程中起作用。

$VP_{35}$(35.0～38.8kDa)是非结构病毒蛋白，可在病毒复制中作为多聚酶的协同因子发挥作用，其作用可能类似于副黏病毒和杆状病毒的P蛋白。

$VP_{40}$(35.0～40.0kDa)是含量最丰富的一种病毒基质蛋白，参与核衣壳蛋白（NP 和 $VP_{30}$）与包膜蛋白（GP 和 $VP_{24}$）的相互作用，促进病毒出芽。

$VP_{30}$(29.7～30.0kDa)和 $VP_{24}$(24.0～28.3kDa)蛋白为包膜相关蛋白，定位于包膜内层。$VP_{30}$为次要核蛋白，其转录与复制通过依赖 RNA 的 RNA 多聚酶介导，N 端有丰富的碱性氨基酸（主要是精氨酸），可与病毒 RNA 相结合或通过与 NP 羧基端的酸性区结合发挥功能。$VP_{24}$是次要基质蛋白，具有显著疏水性，可能与病毒脱壳有关。

L 蛋白为依赖 RNA 的 RNA 多聚酶，分子质量 200.0～252.7kDa。

## 三、病毒复制

病毒感染 7 小时后，组织培养物中可检测到 RNA，18 小时达高峰，48 小时后可见到细胞病变。病毒转录和复制在细胞质中进行，转录起始于 3′端，先合成一正链引导序列，随后 7 个基因依次转录 7 个带聚合腺苷酸尾的 mRNA 单顺反子，很少见到双或多顺反子 RNA。转录与复制间的转换机制尚不明。复制时先合成全长正股 RNA，再以其为模板，合成负股子代 RNA。基因组 RNA 附着于 NP 形成核衣壳，然后从细胞膜嵌有病毒 GP 的部位，沿病毒长轴方向出芽释放。

EBV GP 基因结构和转录比较特殊，由 ORF Ⅰ和 ORF Ⅱ两个框架编码，且 GP 的表达需通过转录编辑来完成。未被编辑的转录（ORF Ⅰ）初级产物产生一可由细胞内分泌出来的较小的非结构糖蛋白（sGP）。只有 RNA 编辑后才能表达全长 GP。转录加工发生在病毒 RNA 模板连续 7 个

“U”处，在该处插入一个“A”，连接 GP 的两个 ORF，翻译框架的移位（-1）即发生在单个“A”的插入处。

## 第三节 病毒生物学性质

### 一、病毒分型

埃博拉病毒属包括 5 个不同的属种：本迪布焦型（Ebola-Bundibugyo，EBOV-B），扎伊尔型（Ebola-Zaire，EBOV-Z），雷斯顿型（Ebola-Reston，EBOV-R），苏丹型（Ebola-Sudan，EBOV-S），塔伊森林型（Ebola-TaïForest，EBOV-T，即科特迪瓦型）。其中本迪布焦型、扎伊尔型和苏丹型与历年来非洲埃博拉病毒病大型疫情相关，而雷斯顿型和塔伊森林型则对人类没有严重危害。其中扎伊尔型是最易致病且致死的，致死率最高达 90%，但二代和三代病例病死率明显降低，提示病毒在人—人传代后毒力有弱化倾向。此次疫情暴发的就是这一病毒型。苏丹型次之。科特迪瓦型对黑猩猩有致死性，对人毒力较弱，病后可恢复。雷斯顿型对非人灵长类有致死性，见于菲律宾猪群。可感染人类，人感染后多无症状，仅抗体阳转，迄今为止尚没有在人间报告出现这一属种的发病或死亡情况。

### 二、病毒抗原与变异

埃博拉病毒 GP 基因有意义的年位点替换率为 $3.5\times10^{-5}$，比反转录病毒和甲型流感病毒低 100 倍，与乙型肝炎病毒为同一数量级。

埃博拉病毒抗原特异性强，各型间有共同抗原，但也有各自特异性抗原。与马尔堡病毒及其他出血性病毒无交叉反应，各地分离病毒株之间有抗原差异，一般同源抗体滴度大于异源抗体滴度。病毒抗原能刺激机体产生补体结合抗体和中和抗体，但抗体持续时间和免疫力的有效期尚不清楚。

病毒变异方面，有研究者认为埃博拉病毒变异性强，病毒毒力可发生变化，有时减弱，有时则表现为毒力增强并易于传播。但核苷酸序列分析结果不支持此观点。1976 年和 1979 年从苏丹分离到的埃博拉病毒完全相同；1994 年从加蓬分离到的 EBOV-Z 型毒株与 1976 年流行株序列同源性达 97.9%，而这两次流行的地理位置不同，时间相隔 20 年，表明病毒十分保守。此外，尽管不同型病毒其糖蛋白编码基因核苷酸构成差异较大(34% ~43%)，但同型的埃博拉病毒其基因组相对较稳定，遗传特性很少发生变化。1995 年 Kikwit 暴发时分离的不同分离物未发现变异，这与马尔堡病毒在同一次暴发中分离株核苷酸的高变异率(16%)明显不同。埃博拉病毒各次流行主要毒株进化关系见图 2-3。

## 三、实验动物

猕猴模型吸入或注射引起的感染过程与人类疾病十分相似，其他猴、豚鼠也是很好的实验模型。

各种猴普遍对病毒易感，经肠道、非胃肠道或鼻内途径均可引起感染，2 ~5 天即出现高热，6 ~9 天后死亡。感染后 1 ~4 天直至死亡，动物血液中含病毒，滴度可超过 $10^6$ PFU/ml，且在多数器官中可检出病毒。不同型别的埃博拉

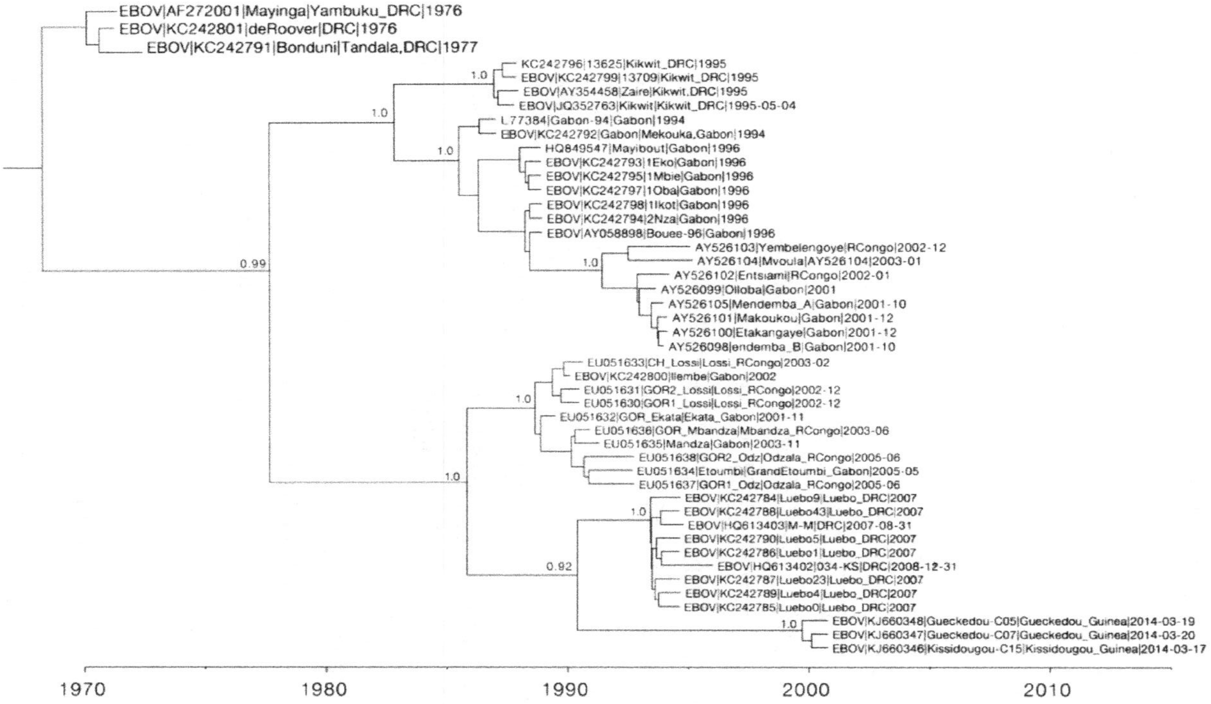


图 2-3 埃博拉病毒主要毒株进化关系示意图（引自 G. Dudas & A. Rambaut,2014）

病毒感染灵长类动物后，其症状及疾病严重程度不同。扎伊尔型毒力最强，一个感染单位即可致病，猴感染扎伊尔型病毒 3 ~ 5 天后发病，表现为发热、躯体及头面部瘀斑、疹块，伴有严重的虚脱，4 ~ 8 天后迅速死亡。而苏丹型和雷斯顿型病毒感染后形成轻度病毒血症，体内免疫反应紊乱，一般 7 ~ 14 天后死亡，有存活者；幼龄猴可能耐受感染。目前关于科特迪瓦型对猴的毒力尚不清楚，但在组织培养中繁殖缓慢，提示其毒力与雷斯顿型相仿。

豚鼠对病毒亦易感，腹腔、静脉、皮内或鼻内途径接种均可引起感染，潜伏期（数日）后开始出现严重发热反应，2 ~ 3 周后体内产生特异性抗体，一般不引起死亡。但病毒在豚鼠或猴体内连续传代后，再感染豚鼠，则多数死亡。

EBOV-Z 感染的小鼠模型，对细胞生物学和免疫学的研究很有价值，也可用于宿主疾病反应的遗传学背景的研究。但其研究结果不一定适用于人类。急性期病人血清经腹腔接种豚鼠，5 ~ 6 天后发热，血液中病毒滴度高，同时存在高滴度病毒抗体，电镜检查可见组织中存在大量病毒。急性病人血清接种小鼠也能引起发病，5 ~ 9 天后死亡。但苏丹型毒力较弱，乳鼠不敏感。

埃博拉病毒接种兔、马、牛、羊均可以产生抗体，但不引起死亡。免疫马可得到特异性中和抗体，28 ~ 42 天达最高滴度（中和效价 1∶4 096）。用特异性免疫球蛋白被动免疫动物，可使之抵抗埃博拉病毒感染，表明特异性中和抗体可用于应急治疗。

## 四、组织细胞培养

埃博拉病毒可在多种脊椎动物细胞中培养，原代细胞和传代细胞，如绿猴肾细胞、恒河猴肾细胞（Vero 细胞）、地鼠肾细胞（BHK）、人胚肺纤维母细胞等均可用于培养埃博拉病毒并可产生明显的细胞病变，但仅在绿猴肾细胞中能形成空斑。埃博拉病毒进入细胞可能与 α-叶酸受体相关，但其机制尚待深入研究。

以病人血液或组织匀浆液接种 Vero 细胞，3 天后出现细胞病变，电镜观察可见大量丝状病毒粒子，免疫荧光和 ELISA 检测呈阳性。扎伊尔型病毒以 0. 01PFU/每个细胞的病毒量接种 Vero 细胞，7 ~ 8 天后 80% ~ 90% 的细胞单层被破坏，病毒上清液空斑滴度可达到 106. 4 PFU/ml，并可形成细胞内包涵体。从急性期血清标本中分离病毒时，EBOV-R 型选用 Vero 细胞，EBOV-S 型选用 MA-104 细胞更可靠。与 EBOV-Z 型相比，EBOV-S 和 EBOV-R 型病毒复制较缓慢，细胞病变亦不明显。

两栖动物、爬行动物及节肢动物的细胞对该病毒均不敏感。

## 第四节 感染与免疫

人类及非人灵长类动物感染 EBOV 后缺乏炎症反应，产生一种尚未能解释的免疫抑制状态，机体无法清除病毒。机体免疫系统和炎症反应系统是病毒感染的靶组织，单核-巨噬细胞系统受染，体液免疫受抑制。多数致死性病例体内检测不到针对病毒蛋白的特异性抗体，而存活病例或迁延病例则可见稍延迟的体液免疫反应。在动物实验中，恢复期病人或实验室病愈动物血清的抗病毒作用不一致；在细胞培养物中,抗体介导的中和病毒复制的作用效率低。特定淋巴样细胞亚群的作用及其免疫保护的可能机制还不清楚。

曾有报告认为,在疾病暴发期间,特异性抗体有保护作用,但在灵长类动物模型中未能证实,输入恢复期血浆后动物总存活率无显著差异,只是症状出现稍晚。体外空斑减数试验显示,中和抗体并不能使空斑数减少,且病毒在体外能抵抗干扰素的抗病毒作用;给猴注射干扰素虽可延长存活时间,但不能提高存活率及降低病毒滴度;EBV GP 基因编码产生的 sGP 可能干扰宿主中和抗体介导的免疫应答。有研究发现,筛选的单克隆抗体(源于恢复病人)在体外可中和病毒感染性;已建立几个亚类的针对埃博拉病毒糖蛋白的鼠单抗,其中某些在鼠感染模型中具有抵御致死剂量病毒攻击的作用。上述资料表明,特异性抗体在保护性免疫中发挥作用,但不同抗体的保护作用是不一样的,少数抗体可缓解临床症状或影响感染结局,因此仍有可能找到出现频率很低、能使感染症状和后果逆转的具有治疗作用的抗体。然而,仅凭籍抗体的作用尚不能提供稳固有效的保护性免疫。人类及非人灵长类致死性埃博拉出血热病例缺乏强有力的体液反应,以及抗体介导的病毒中和作用效率低,表明强有力的细胞免疫应答是病毒清除机制的重要成分,细胞免疫可能是影响埃博拉病毒感染恢复的主要因素。

对 1996 年加蓬共和国北部暴发中的病人进行分析发现,存活者和病死者病初几日血清抗原水平并无差异,说明存活是由宿主防卫机能而不是早期的病毒复制决定的。通过测定血清 IFN-γ 水平以及用 mRNA RT-PCR 测定 T 细胞应答检查种种免疫反应,发现致死性感染病人病初 IFN-γ

水平高,而作为T细胞机能指示器的CD3、CD8、穿孔素或IFN-γ的mRNA水平下降。这些细胞因子的水平降低可能反映了单核细胞应答的丧失,与败血症晚期类似;但血液中T细胞受体mRNA的消失提示发生了细胞死亡。死亡病人血液中细胞凋亡标志物的存在和抗凋亡分子bcl-2的减少,支持T细胞发生了广泛的程序性死亡,就像感染埃博拉病毒的猕猴淋巴样组织发生广泛坏死一样。最重要的是,存活病人早期对病毒N蛋白的抗体反应更显著,并产生持续至恢复期的较持久的T细胞应答。这些发现和感染期间IFN-γ、IFN-α、IL-2、IL-10、TNF-α水平显著升高与预后不良的报告是一致的。

在人类疾病和疫苗诱生保护力的动物模型之间,也存在一些相似性。以埃博拉病毒基因产物免疫的豚鼠能抵御致死性攻击,主要是依赖T细胞。无论是人还是豚鼠,NP都主要引起体液应答,而GP的抗体反应则相对较低;对人自然感染和啮齿动物疫苗接种模型的研究结果是一致的。在豚鼠,抗体反应的产生与存活相关,提示有效的T细胞应答可能需要抗体产生,在人体现今也得到证明。对早期感染的保护是否仅需要T细胞免疫目前还不清楚。更可能的是,先天性免疫或炎症反应是高效地抑制病毒复制所必需。体液反应虽然不是康复的主要机制,但可能有辅助作用。多克隆免疫应答的次要成分在得到单克隆抗体援救时,能成功地保护动物,已证明了这一点。对先天性和获得性免疫在应答感染中的特定作用还很少了解,但埃博拉病毒感染可作为分析出血热病毒和其他病毒感染引起感染免疫的模型。进一步研究其免疫病理发生机制将有助于确定该病的病理生理学,从而为制定研发疫苗策略提供依据。

# 第三章 流行病学

埃博拉出血热1976年在非洲苏丹、扎伊尔几乎同时出现暴发流行。此后，在非洲地区发生了多起流行。2014年西非埃博拉出血热疫情起于2013年12月在几内亚南部靠近塞拉利昂与利比里亚的边境地区村庄，波及几内亚、利比里亚、塞拉利昂、尼日利亚和塞内加尔5国，并首次超出边远的丛林村庄，蔓延至人口密集的大城市。据WHO数据，截至11月23日，疫情重灾区几内亚、利比里亚和塞拉利昂累计发现埃博拉病毒确诊、疑似和可能感染病例15 901例，5 674人死亡。这是迄今为止最严重的埃博拉疫情暴发记录。

## 第一节 传染源和宿主

埃博拉病毒是一种人畜共患的病原体。埃博拉出血热的天然储存宿主及其在自然界中的循环方式至今尚不太清楚。

病人是传染源，病初传染性弱，死亡病例病程晚期传染性极强。存活者体液及分泌物中可持续存在病毒 1 个月以上，曾在起病后 82 天的 1 例恢复期患者精液中分离到病毒。但未见慢性感染者。

蝙蝠、黑猩猩和猴等动物亦可能是该病毒的宿主和传染源。科学家相信，蝙蝠最有可能是埃博拉病毒属成员的天然宿主。在受测试的 24 种植物及 19 种脊椎动物中，只有蝙蝠受到病毒的感染。它们在携带病毒后并没有出现任何临床症状，这是宿主需具备的一大特征。整个撒哈拉中部和南部的非洲地区有不同种类的果蝠可以携带这种病毒。大的果蝠翅膀展开可达两米左右，是非洲的一种野味（图 3-1）。埃博拉出血热疫情不同暴发中有 2 个指示病例曾访问过肯尼亚同一蝙蝠栖居的洞穴，而且该洞穴距引起 1967 年暴发疫情中乌干达猴的产地不远。刚果共和国东北部暴发埃博拉出血热疫情的金矿亦有蝙蝠侵扰。首次苏丹埃博拉出血热流行时的指示病例曾在一有大量蝙蝠栖居的建筑物内工作。一项于 2002～2003 年对 1 030 只动物进行的实验显示，679 只在加蓬及刚果共和国找到的蝙蝠其中的 13 只带有埃博拉病毒的 RNA 片段。截至 2005 年，三种果蝠（锤头果蝠、反曲肩果蝠、小领果蝠）的体内被验出含有埃博拉病毒，它们被怀疑是此出血热的病源。专家另于孟加拉国的果蝠身上，找到埃博拉及雷斯顿病毒的抗体。2014 年西非疫情的最初感染者为 1 名 2 岁男童，通过接触蝙蝠感染了埃博拉病毒。实验室病毒传播试验发现，蝙蝠接种病毒后的感染可持续 21 天，其粪便排泄物中含病毒。1995 年民主刚果共和国暴发埃博拉出血热后，曾对当地脊椎动物做了 3 个月的广泛调查，时间比指示病例出现晚数月，在 3 000 多份脊椎动物标本中未检出埃博拉病毒抗体和病毒。

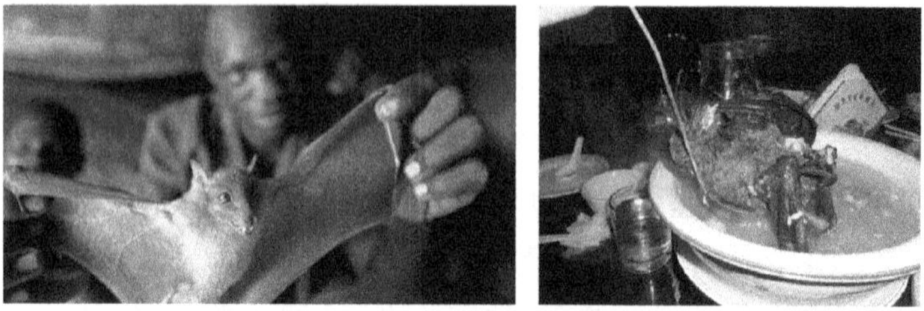

图 3-1　埃博拉病毒的自然宿主果蝠，是非洲的一种野味

现已明确山猴在自然界中对埃博拉病毒普遍易感。山猴能否作为病毒的贮存宿主尚难定论。1989 年 11 月，美国弗吉尼亚州 Reston 一隔离检疫机构从菲律宾进口的 100 只猕猴(*Macaca fascicularis*)发生疫病，死亡 60 只，从死亡猕猴的肝、肾分离到埃博拉病毒。在看管者中证实了 4 例急性感染，但均未临床发病。1992 年意大利和 1996 年美国输入猕猴，又导致此种猴病的新暴发。追踪调查发现这些猴均源于菲律宾某一共同的来源。为了调查埃博拉病毒贮存宿主，对科特迪瓦国家森林公园的黑猩猩进行了 15 年的生态学研究。1987 年发现 80 只黑猩猩陆续死亡，死亡的黑猩猩均有出血症状。为了解死亡原因，1994 年，在 Tai 森林现场对黑猩猩进行尸检，并将组织样本用福尔马林固定后送实验室检测，一位女性科学家在解剖黑猩猩后发生了类似登革热样疾病，后从其血液和黑猩猩组织中分离到埃博拉病毒。这是首次发现埃博拉病毒由黑猩猩传染给人的证据，表明黑猩猩中存在自然感染。后来，在利比里亚附近，又以血清学证实了第 2 例幸存的感染者。这次病毒分离将埃博拉病毒的地理分布延伸至包括绝大部分非洲雨林地区。1996 年，在加蓬发生的流行中，有 21 例病人的感染与接触一只死亡的黑猩猩的污染物有关。人们于 2001 年、2003 年疫症暴发期间，在大

猩猩及黑猩猩的尸体中曾找到埃博拉病毒的痕迹，后者更成为当年人类感染的源头。但实验室建立猴子慢性、持续性和潜在性感染的实验均未获成功，感染往往是快速致命的，因此非人灵长类作为天然贮存宿主的可能性不大。

迄今，虽对节肢动物进行了广泛的调查（许多可能的节肢动物宿主尚未被调查），但尚未发现它们参与埃博拉病毒传播的证据。病毒也不在人工感染的节肢动物细胞和节肢动物体内复制。

现有证据支持埃博拉病毒生态学假说（见图 3-2）。

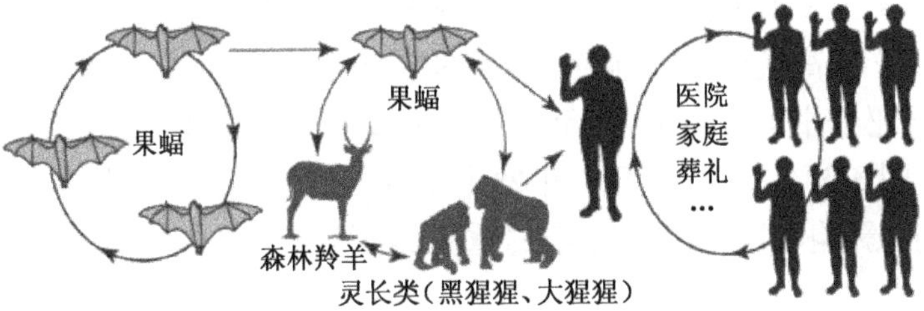


**图 3-2　埃博拉病毒生态学假说**

## 第二节　传播途径

接触传播是本病最主要的传播途径。即通过接触病人和感染动物的血液、体液、分泌物、排泄物及其污染物等感染（图 3-3）。病例感染场所主要为医疗机构和家庭，在一般商务活动、旅行、社会交往和普通工作场所感染风险低。病人感染后血液中可维持很高的病毒含量。医护人员、病人家属或其他密切接触者在治疗、护理病人或处理病人尸体过程中,如果没有严格的防护措施,容易受到感染。接触自然疫源地或实验室的感染动物可以导致人的发病。据文献报道,埃博拉出血热患者的精液中可分离到病毒,故存在性传播的可能性。有动物实验表明,埃博拉病毒可通过气溶胶传播。虽然尚未证实有通过性传播和空气传播的病例发生,但应予以警惕,做好防护。

## 一、接触传播

原发病例发生后,该病主要在医院或家庭内传播,人间传播最重要的因素是与病人密切接触。人感染埃博拉病毒后产生高滴度病毒血症,病人的尿、血液、呕吐物、排泄物、分泌物中均含病毒,甚至含汗腺的皮肤也具有潜在感染性(图 3-3)。2000 ~ 2001 年发生于苏丹、乌干达的大流行显示,影响埃博拉病毒感染的重要因素是:与家庭中病人接

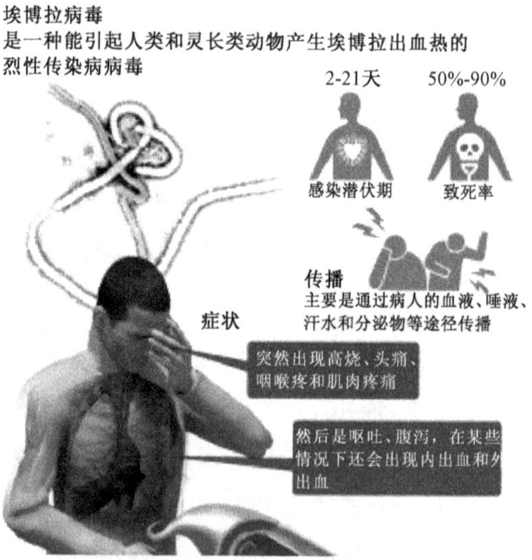


图 3-3 埃博拉出血热

触,未经培训人员在不适当的防护设备下为病人提供医学护理和参加埃博拉出血热病人葬礼。二代发病率一般为10%～15%,提示传播效率不高。接触者的发病率与密切接触的程度成正相关。各种接触的发病率见表3-1。

**表3-1 埃博拉出血热接触传播的发病率**

| 危险因素 | 个人 | | 家庭 | | 乡村 | |
|---|---|---|---|---|---|---|
| | 暴露数目 | 发病率(%) | 暴露数目 | 发病率(%) | 暴露数目 | 发病率(%) |
| 照顾病人 | 119 | 71.6 | 84 | 71.4 | 22 | 68.2 |
| 同房间睡觉 | 116 | 69.0 | 86 | 66.3 | 22 | 22.7 |
| 帮孕妇分娩 | 104 | 18.3 | 74 | 9.5 | 22 | 4.5 |
| 尸体整容 | 116 | 58.3 | 87 | 57.5 | 22 | 54.5 |
| 参加葬礼 | 126 | 85.7 | 98 | 85.7 | 22 | 95.5 |

1995年扎伊尔埃博拉出血热流行中,首发病例5天后死亡,二代病例70%以上为医护人员,约10天后,出现第三代病人,主要为上述医护人员家属和朋友,再10天后出现第四代病人。每代病例呈数倍上升,共发生病例315例。27例病例的173名家庭成员中,发生继发感染28例,感染率为16%;夫妻关系成员22名感染者10名,感染率为45%;非夫妻关系的151名成员中发生继发感染18例,感染率为11.9%,其中12例与病人呕吐物或大便有过接触,17例与病人共用过一张床;而78个家庭与原发病人无直接接触,无1人发病。同一房间睡觉并接触病人的感染率为22%(5/23),而护理病人感染机会可达81%(39/48)。

## 二、医源性传播

医源性传播是一特殊问题,医院往往成为疾病播散到社区和医护人员中去的重要场所。1976 年扎伊尔埃博拉流行中一个重要的危险因素是接受注射治疗。当时，Yambuku 教会医院每天早晨发给门诊部 5 副注射器及针头，这些注射器和针头给病人用过后用温水冲洗后继续使用，不经过任何消毒处理。调查发现，接受注射的病例共 85 人（占总病例数的 26.7%），全部死亡。扎伊尔埃博拉流行的前 4 周，主要通过注射器传播和接触传播，4 周后注射器一律经消毒后再用，发病率明显下降。1995 年扎伊尔流行中由于坚持了"一人一针制"，注射器传播已不存在。

### 三、气溶胶传播

流行病学调查结果显示，埃博拉病毒不能通过飞沫传播，不会因咳嗽或打喷嚏引起传播。麻疹或流感患者在出现症状之前就可以传播病毒，埃博拉病毒感染者只在出现症状后才具有传染性，故其传染性没有麻疹或流感那么强。

但是，已有实验证明气溶胶可使猴发生埃博拉病毒感染。把感染猴和对照猴分别放在各自的笼内，饲养于同一房间，笼间距为 3m，猴之间无任何接触，当感染猴陆续死亡后，对照猴也开始发病，感染猴死后 10 ~ 11 天，对照猴也相继死亡。使恒河猴呼吸道吸入埃博拉病毒飞沫（0.8 ~ 1.2μm），4 ~ 5 天后，猴发生快速致死性疾病。免疫组织化学证明，在肺和肺淋巴结、气道上皮、蜂窝状肺泡和巨噬细胞内以及鼻、咽和气道黏膜表面存在病毒抗原；电镜检查可见肺泡、巨噬细胞和肺泡间隙内有丝状病毒积聚。这些资料都显示该病毒可通过气溶胶传播。但到目前为止，仍没有气溶胶自然传播的足够证据。一般认为在自然状况下病毒通过气溶胶传播的可能性较小。但值得注意的是，病毒细胞培养物上清及感染动物血清中含有较高滴度病毒($10^5 \sim 10^6$PFU/ml),或可发展成为气溶胶生物战剂,因而研究该途径的传播机制很有必要。

## 第三节　人群易感性

人群对 EBOV 普遍易感。由于只有那些有症状的患者才具有传染性,因此被病毒传染的主要是负责照顾患者的医护人员,以及与患者有密切接触的家庭成员。另一种感染的方式是那些处理尸体时的家庭成员,还有那些吃果蝠、羚羊或其他可能感染病毒动物的人。

医务工作者在历次埃博拉出血热流行中付出了沉重的代价。1976 年,苏丹 Maridi 医院至少有 1/3 工作人员被感染,受感染的 93 例病人中,72 例为接触病人的医务人员,6 例是接受污染针头注射或处理急性病人污物的工作人员,15 例是探视病人的亲友;扎伊尔 Yambuku 教会医院的 17 名医务人员中 13 人发病,11 人死亡。1995 年 EBOV-Z 型病毒流行期间,近 1/3 的病例为医务人员。2000 年乌干达流行期间,16 名医护人员感染本病死亡,其中医生 1 名,护士 12 名,其他工作人员 3 名。据 WHO 的数据,2014 年西非埃博拉出血热疫情中,截至 2014 年 11 月 23 日,已有 592 名医护人员感染,其中,几内亚 97 人,利比里亚 342 人,马里 2 人,尼日利亚 11 人,塞拉利昂 342 人,西班牙 1 人(本土感染),美国 3 人(2 人在本土感染,1 人在几内亚感染),共死亡 340 人。

非洲一些地区居民埃博拉病毒抗体阳性率达 3%,但无病例报道。在几内亚－刚果热带雨林地区及苏丹草原地区埃博拉病毒抗体阳性率高达(10%),其中又以定居在多雨森林中的种族群体阳性率为最高。1993 年对赤道非洲热带森林地区居民进行埃博拉抗体调查,在中非共和国收集的 3 427 份猎人或农民血清样本中,埃博拉病毒抗体阳性率为 17.6%,马尔堡病毒抗体阳性率仅为 1.2%。年龄为 21 ~ 40 岁的男性抗体阳性率最高。猎人检出率高于农民,可能与该人群多在森林中工作有关。同时,对赤道非洲的 5 个不同地区的土著人群进行丝状病毒抗体调查,收集的 42 份血清中埃博拉病毒抗体阳性的占 21.3%,马尔堡病毒抗体阳性的占 1.2%,明显高于裂谷热、拉沙热和克里米亚 - 刚果出血热阳性检出率。加蓬金矿工人的血清抗体阳性率为 10.2%,刚果民主共和国农村居民的阳性率为9.3%。上述血清流行病学调查显示,在非洲赤道雨林地区人群中存在埃博拉病毒隐性感染,且并不少见,但阳性血清抗体效价普遍较低。抗体效价普遍较低的原因:一是既往感染的残留效价;二是埃博拉病毒存在多种不同血清亚型,人群隐性感染(不发病)以弱毒株或无毒株为主,与诊断抗原的交叉反应弱。1995 年扎伊尔 Kikwit 暴发疫情期间,医院和健康中心的工作人员隐性感染率仅为 1.99%,与上述不发病隐性感染率差异显著。

## 第四节　流行特征

### 一、地区分布

埃博拉出血热从 1976 年开始流行至今近 40 年的历史,但流行病学资料表明,几个世纪前本病即流行于中非热带雨林地区和东南非洲热带大草原。疫源地主要在非洲大陆,除苏丹、刚果民主共和国(金)和刚果共和国(布)外,在中非共和国、利比亚、加蓬、尼日利亚、肯尼亚、科特迪瓦、喀麦隆、津巴布韦、乌干达及埃塞俄比亚等国也有本病疫源地。南非于1996年11月曾发现1例病人。非洲以外地区尚未发现有埃博拉出血热病例,但美国、泰国、英国、加拿大发现有本病流行的血清学证据。EBOV-R分离株源自菲律宾出口的猕猴,也提示丝状病毒可能不局限于非洲地区。

## 二、季节分布

全年均可发病,无明显的流行季节,至今已发生流行的流行时间覆盖全年。首次扎伊尔/苏丹埃博拉出血热流行时间是6~11月;1979年苏丹流行时间为8~11月;1995年扎伊尔流行时间是1~6月;1996年加蓬流行时间为2~4月和7月;2000年乌干达流行时间是10月至次年2月;2002年加蓬和刚果流行时间为3~6月。2014年西非埃博拉出血热疫情,从2013年12出现最初感染者,至2014年11月疫情仍未控制。

## 三、人群分布

各年龄组均有发病,从出生后3天到72岁,平均年龄37岁,但成年组发病率较高。性别上女性略高于男性,根据当地传统习惯,妇女护理病人、处理尸体,可能是造成妇女发病率高的原因。在职业上,医务人员发病率高,医院中的医生、护士感染率分别为50%、100%,而清洁工仅为15%。1976年扎伊尔流行期间发生的318例病人中,女性占 56%，男性占 44%（表 3-2）；1995 年 315 例病人中，女性占 53%，男性占 47%；1996 年加蓬流行的 32 例病人中男性占 56%，女性占 44%，平均年龄 27.6 岁；2000 年乌干达的 425 例病人中，女性占 63%（269/425），男性占 37%，最小者出生 3 天，最长者 72 岁，平均年龄（27 ± 16）岁。

**表 3-2　1976 年扎伊尔 Yambuku 318 例埃博拉出血热病例的年龄性别分布**

| 年龄（岁） | 男 | | 女 | | 合计 | |
|---|---|---|---|---|---|---|
| | 病例数 | （%） | 病例数 | （%） | 病例数 | （%） |
| <1 | 10 | 3.1 | 14 | 4.4 | 24 | 7.5 |
| 1 ~ 14 | 18 | 5.7 | 22 | 6.9 | 40 | 12.6 |
| 15 ~ 29 | 31 | 9.6 | 60 | 18.9 | 91 | 28.6 |
| 30 ~ 49 | 57 | 17.9 | 52 | 16.4 | 109 | 34.3 |
| >50 | 23 | 7.2 | 26 | 8.2 | 49 | 15.4 |
| 不明 | 2 | 0.6 | 3 | 0.9 | 5 | 1.6 |
| 合计 | 141 | 44.2 | 177 | 55.7 | 318 | 100.0 |

WHO 2014 年 9 月 23 日在《新英格兰医学杂志》发表调查报告，对 2013 年 12 月首发埃博拉出血热病例至 2014 年 9 月 14 日 9 个月来西非埃博拉出血热疫情进行了分析，人群分布分析结果见表 3-3，病例地区和发病时间分布见图 3-4。估计病死率为 70.8%（95% 可信区间〔CI〕为 69% ~ 73%），基础病例复制数（Basic reproduction number $R_0$）分别为几内亚 1.71、利比里亚 1.83 和塞拉利昂 2.02。

**表 3-3　2014 年西非埃博拉出血热疫情人群分布**

| 参数 | | 全部病例 | 死亡病例 | 治愈病例 | OR 值 |
|---|---|---|---|---|---|
| | | 病例数/总病例数(%) | | | (95% CI) |
| 男性 | | 685/1415 (48.4) | 515/1056 (48.8) | 170/359 (47.4) | 0.93 (0.73－1.19) |
| 年龄(岁) | <15 | 190/1378 (13.8) | 145/1021 (14.2) | 45/357 (12.6) | 1.18 (0.83－1.71) |
| | 15－44 | 838/1378 (60.8) | 577/1021 (56.5) | 261/357 (73.1) | 0.48 (0.36－0.62) |
| | ≥45 | 350/1378 (25.4) | 299/1021 (29.3) | 51/357 (14.3) | 2.47 (1.79－3.46) |
| 医务人员 | | 158/1429 (11.1) | 112/1067 (10.5) | 46/362 (12.7) | 0.86 (0.60－1.27) |

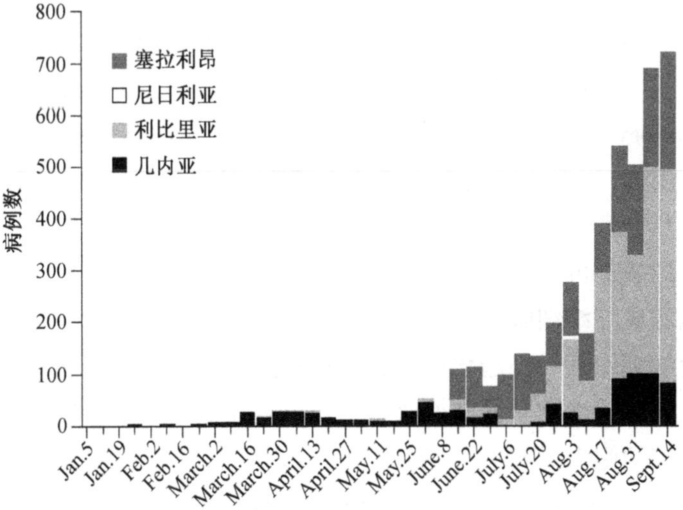


图 3-4　2014 年西非埃博拉出血热疫情地区和发病时间分布(WHO,2014－9－23)

# 第四章 临床学

## 第一节 发病机制与病理改变

病毒进入机体后,可能在局部淋巴结首先感染单核细胞、巨噬细胞和其他单核吞噬系统的细胞(Mononuclear phagocytic system,MPS)。一些感染的 MPS 细胞转移到其他组织,当病毒释放到淋巴或血液中,可以引起肝脏、脾脏以及全身固定的或移动的巨噬细胞感染。从 MPS 细胞释放的病毒可以感染相邻的细胞,包括肝细胞、肾上腺上皮细胞和成纤维细胞等。感染的 MPS 细胞同时被激活,释放大量的细胞因子和趋化因子,包括肿瘤坏死因子(TNF)。这些细胞活性物质可增加血管内皮细胞的通透性,诱导表达内皮细胞表面黏附和促凝因子,以及组织破坏后血管壁胶原暴露,释放组织因子等,最终导致弥散性血管内凝血(DIC)。在感染晚期可发生脾脏、胸腺和淋巴结等大量淋巴细胞凋亡。

主要病理改变是皮肤、黏膜、脏器的出血，在很多器官可以见到灶性坏死，但是以肝脏、淋巴组织最为严重。肝细胞点、灶性坏死是本病最显著的特点，可见小包涵体和凋亡小体。

## 第二节　临床表现

潜伏期2～21天，一般为5～12天。

急性起病，临床表现为高热、畏寒、头痛、肌痛、恶心、结膜充血及相对缓脉。2～3天后有呕吐、腹痛、腹泻、血便等表现，半数患者有咽痛及咳嗽。病后4～5天进入极期，患者可出现神志的改变，如谵妄、嗜睡等，重症患者在发病数日可出现咯血，鼻、口腔、结膜下、胃肠道、阴道及皮肤出血或血尿（图4-1），第10病日为出血高峰，50%以上的患者出现严重的出血，并可因出血、肝肾功能衰竭及致死性并发症

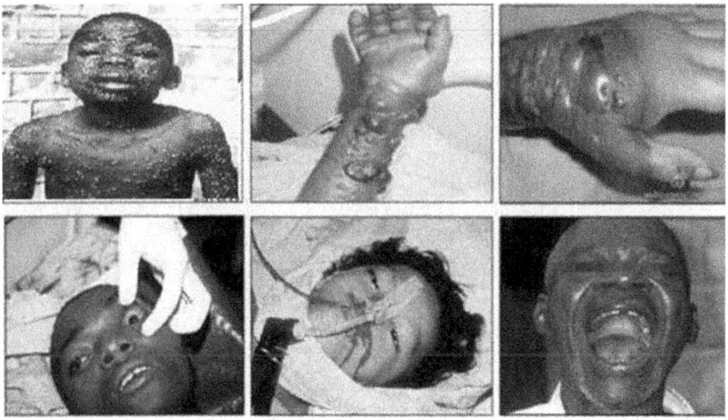

图4-1　埃博拉出血热患者出血体征

而死亡。90%的死亡患者在发病后12天内死亡(7~14天)。

病人最显著的表现为低血压、休克和面部水肿,还可出现DIC、电解质和酸碱的平衡失调等。

在病程第5~7日可出现麻疹样皮疹,数天后消退并脱屑,部分患者可较长期地留有皮肤的改变。非重症者,发病后两周内恢复。

2014年西非埃博拉出血热疫情患者临床症状及体征统计结果见表4-1。

**表4-1 2014年西非确诊和可疑埃博拉病人的临床症状与体征**

| 体征和症状 | 全部病例 | 死亡病例 | 治愈病例 | OR值 |
|---|---|---|---|---|
| | 病例数/总病例数(%) | | | (95%CI) |
| 发热 | 1002/1151 (87.1) | 746/846 (88.2) | 256/305 (83.9) | 1.34 (0.92~1.95) |
| 疲劳 | 866/1133 (76.4) | 633/829 (76.4) | 233/304 (76.6) | 0.94 (0.68~1.28) |
| 食欲缺乏 | 681/1055 (64.5) | 498/778 (64.0) | 183/277 (66.1) | 0.92 (0.69~1.23) |
| 呕吐 | 753/1114 (67.6) | 566/816 (69.4) | 187/298 (62.8) | 1.19 (0.89~1.59) |
| 腹泻 | 721/1099 (65.6) | 555/813 (68.3) | 166/286 (58.0) | 1.42 (1.06~1.89) |
| 头痛 | 553/1035 (53.4) | 407/757 (53.8) | 146/278 (52.5) | 1.03 (0.78~1.36) |
| 腹痛 | 439/992 (44.3) | 311/715 (43.5) | 128/277 (46.2) | 0.85 (0.64~1.13) |
| 肌肉痛 | 385/990 (38.9) | 293/728 (40.2) | 92/262 (35.1) | 1.24 (0.92~1.67) |
| 关节疼痛 | 374/950 (39.4) | 283/695 (40.7) | 91/255 (35.7) | 1.32 (0.98~1.80) |

续表

| 体征和症状 | 全部病例 | 死亡病例 | 治愈病例 | OR 值 |
|---|---|---|---|---|
| | 病例数/总病例数(%) | | | (95% CI) |
| 胸痛 | 254/686 (37.0) | 196/488 (40.2) | 58/198 (29.3) | 1.53 (1.07~2.20) |
| 咳嗽 | 194/655 (29.6) | 150/462 (32.5) | 44/193 (22.8) | 1.74 (1.18~2.61) |
| 呼吸困难 | 155/655 (23.3) | 123/472 (26.1) | 32/193 (16.6) | 1.68 (1.10~2.63) |
| 吞咽困难 | 169/514 (32.9) | 138/375 (36.8) | 31/139 (22.3) | 2.22 (1.41~3.59) |
| 结膜炎 | 137/658 (20.8) | 109/465 (23.4) | 28/193 (14.5) | 2.03 (1.29~3.29) |
| 咽喉痛 | 102/467 (21.8) | 82/339 (24.2) | 20/128 (15.6) | 1.94 (1.13~3.46) |
| 打嗝 | 108/947 (11.4) | 91/699 (13.0) | 17/248 (6.9) | 2.15 (1.27~3.82) |
| 意识错乱 | 84/631 (13.3) | 68/446 (15.2) | 16/185 (8.6) | 2.00 (1.14~3.71) |
| 黄疸 | 65/627 (10.4) | 52/443 (11.7) | 13/184 (7.1) | 1.95 (0.95~4.40) |
| 眼痛 | 48/622 (7.7) | 39/438 (8.9) | 9/184 (4.9) | 1.95 (0.95~4.40) |
| 疹 | 37/642 (5.8) | 30/453 (6.6) | 7/189 (3.7) | 1.90 (0.86~4.83) |
| 昏迷或意识丧失 | 37/627 (5.9) | 34/445 (7.6) | 3/182 (1.6) | 4.59 (1.61~19.34) |
| 不明原因出血 | 168/932 (18.0) | 140/693 (20.2) | 28/239 (11.7) | 1.83 (1.20~2.90) |
| 呕血 | 26/670 (3.9) | 20/503 (4.0) | 6/167 (3.6) | 1.07 (0.44~3.01) |

续表

| 体征和症状 | 全部病例 | 死亡病例 | 治愈病例 | OR 值 |
|---|---|---|---|---|
| | 病例数/总病例数(%) | | | (95% CI) |
| 粪便带鲜血 | 48/843 (5.7) | 35/146 (5.7) | 13/229 (5.7) | 0.98 (0.52~1.96) |
| 牙龈出血 | 19/837 (2.3) | 18/608 (3.0) | 1/229 (0.4) | 6.69 (1.35~121.32) |
| 咳嗽带血 | 20/831 (2.4) | 16/605 (2.6) | 4/226 (1.8) | 1.63 (0.58~5.82) |
| 鼻腔出血 | 16/836 (1.9) | 15/610 (2.5) | 1/226 (0.4) | 8.02 (1.54~148.62) |
| 其他出血 | 8/657 (1.2) | 5/493 (1.0) | 3/164 (1.8) | 0.45 (0.11~2.23) |
| 注射部位出血 | 20/833 (2.4) | 19/605 (3.1) | 1/228 (0.4) | 6.51 (1.32~118.04) |
| 阴道出血 | 14/431 (3.2) | 13/290 (4.5) | 1/126 (0.8) | 6.0 (1.11~112.4) |
| 尿血 | 10/827 (1.2) | 9/601 (1.5) | 1/226 (0.4) | 5.14 (0.90~98.73) |
| 皮表出血 | 5/827 (0.6) | 5/604 (0.8) | 0/223 | - |

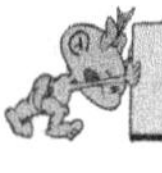

## 第三节 临床诊断

### 一、诊断依据

#### （一）流行病学史

来自疫区或21天内有疫区旅行史。

21 天内接触过来自或曾到过疫区的发热者。

21 天内接触过患者及其血液、体液、分泌物、排泄物或尸体等。

接触过被感染的动物。

（二）临床表现

早期：急性起病，发热并快速进展至高热，伴乏力、头痛、肌痛、咽痛等，并可出现恶心、呕吐、腹痛、腹泻、皮疹等。

极期：多在病程 3 ~ 4 天后出现。持续高热，感染中毒症状及消化道症状加重，出现不同程度的出血，包括皮肤黏膜出血、呕血、咯血、便血、血尿等；严重者可出现意识障碍、休克及多脏器受累，多在发病后 2 周内死于出血、多脏器功能障碍等。

## 二、病例定义

（一）留观病例

具备上述流行病学史中任何一项的发热（体温 > 37.3℃）患者。

（二）疑似病例

具备上述流行病学史中任何一项，且符合以下三种情形之一者：

体温≥38.6℃，出现严重头痛、肌肉痛、呕吐、腹泻、腹痛；

发热伴不明原因出血；

不明原因猝死。

（三）确诊病例

留观或疑似病例经实验室检测符合下列情形之一者：

1. 核酸检测阳性：患者血液等标本用 RT-PCR 等核酸

扩增方法检测,结果阳性。若核酸检测阴性,但病程不足72小时,应在达72小时后再次检测。

2. 病毒抗原检测阳性:采集患者血液等标本,用ELISA等方法检测病毒抗原。

3. 分离到病毒:采集患者血液等标本,用Vero、Hela等细胞进行病毒分离。

4. 血清特异性IgM抗体检测阳性;双份血清特异性IgG抗体阳转或恢复期较急性期4倍及以上升高。

5. 组织中病原学检测阳性。

## 三、鉴别诊断

需要和以下疾病进行鉴别诊断:(1)马尔堡出血热、克里米亚刚果出血热、拉沙热和肾综合征出血热等病毒性出血热;(2)伤寒;(3)恶性疟疾;(4)其他:病毒性肝炎、钩端螺旋体病、斑疹伤寒、单核细胞增多症等。

## 四、病例管理

### (一)留观病例

按照确诊病例的转运要求转至定点医院单人单间隔离观察,动态监测体温,密切观察病情。采集标本,在医疗机构达到生物安全2级防护水平的实验室相对独立区域内进行非病原学检测;按规定送疾病预防控制中心进行病原学检测。

解除留观条件:

1. 体温恢复正常,核酸检测结果阴性。

2. 若发热已超过72小时,采样进行核酸检测,结果阴性。

3. 仍发热但不足72小时,核酸检测阴性,须待发热达

72 小时后再次进行核酸检测,结果阴性。

（二）疑似病例

1. 病原学检测阳性,转为确诊病例,进行相应诊疗。

2. 若发热已超过 72 小时,采样进行病原学检测,阴性者排除诊断。

3. 若发热不足 72 小时,病原学检测阴性,须待发热达 72 小时后再次进行病原学检测,仍阴性者排除诊断。

（三）确诊病例解除隔离治疗的条件

连续两次血液标本核酸检测阴性。临床医师可视患者实际情况,安排其适时出院。

## 第四节　实验诊断

### 一、一般检查

1. 血常规:早期白细胞减少,第 7 病日后上升,并出现异型淋巴细胞,血小板可减少。

2. 尿常规:早期可有蛋白尿。

3. 生化检查:AST 和 ALT 升高,且 AST 升高大于 ALT。

### 二、病原学检查

（一）病毒抗原检测

由于埃博拉出血热有高滴度病毒血症,可采用酶联免疫法(ELISA)等方法检测血清中病毒抗原。病毒抗原检测阳性可确诊。发病后 3 天内,血标本中埃博拉病毒抗原检出率低,检测阴性不能排除埃博拉病毒感染,发病后 3 ~ 10

天血标本病毒抗原检出率高。

（二）核酸检测

是目前早期诊断、早期发现埃博拉出血热病例的主要检测方法。为提高检测的敏感性和特异性，用实时荧光 PCR 方法针对埃博拉病毒 2 个不同的基因进行检测，在病例筛查时，任一基因检测阳性均可判为埃博拉病毒阳性；在确诊病例出院时，须针对 2 个基因的检测同时阴性，方可判定为阴性。传统 RT-PCR 因易出现污染，较少使用，但可以获得病毒基因序列。发病后 3 天内，患者血标本中埃博拉病毒核酸检出率低，检测阴性不能排除埃博拉病毒感染，应结合病例的流行病学史和临床表现进行综合判断。发病后 3～10 天血标本病毒核酸检出率高。

（三）病毒分离

采集发病一周内患者血清标本，用 Vero、Hela 等细胞进行病毒分离。埃博拉病毒高度危险，活病毒相关实验必须在 BSL-4 实验室进行。

## 三、血清学检测

（一）血清特异性 IgG 抗体检测

目前采用间接法 ELISA 检测 IgG 抗体。单份血清埃博拉病毒 IgG 抗体阳性提示曾感染埃博拉病毒，双份血清埃博拉病毒 IgG 抗体阳转或恢复期滴度较急性期 4 倍或者以上增高者可确诊。

（二）血清特异性 IgM 抗体检测

采用 ELISA、免疫荧光等方法检测。IgM 抗体阳性可确诊。

## 第五节 治疗

无特效治疗措施，主要以对症和支持治疗，注意水、电解质平衡，预防和控制出血，控制继发感染，治疗肾功能衰竭和出血、DIC 等并发症。

一般支持对症治疗：首先需要隔离病人。卧床休息，少渣易消化半流质饮食，保证充分热量。

病原学治疗：抗病毒治疗尚无定论。

补液治疗：充分补液，维持水电解质和酸碱平衡，使用平衡盐液，维持有效血容量，加强胶体液补充如白蛋白、低分子右旋糖酐等，预防和治疗低血压休克。

保肝抗炎治疗：应用甘草酸制剂。

出血的治疗：止血和输血，新鲜冰冻血浆补充凝血因子，预防 DIC。

控制感染：及时发现继发感染，根据细菌培养和药敏结果应用抗生素。

肾功能衰竭的治疗：及时行血液透析等。

埃博拉出血热为一种致死率最高的人类传染病，临床死亡率介于 50%~90% 之间。

# 第五章 标本采集与实验室检测

## 第一节 标本采集与实验室检测的安全防护

### 一、标本采集生物安全防护

1. 所有样本的采集或处理应遵守《医院感染管理规范》和《病原微生物实验室生物安全管理条例》等相关生物安全规定，在标准预防的基础上采用飞沫和接触隔离的预防措施。

2. 采集样本时，应严格按照BSL-3级实验室规定做好个人防护。应穿戴医用防护服、可遮盖口鼻的医用防护口罩（N95）、戴双层防护手套、护目镜、防护面具、鞋套或橡胶靴等。

### 二、实验室生物安全与防护

按照《病原微生物实验室生物安全管理条例》等相关规定要求，做好生物安全工作。

（一）实验室检测

1. 凡涉及埃博拉病毒的分离、培养和动物实验，须在生物安全4级（BSL-4/ABSL-4）实验室内进行（图5-1）。涉及未经培养有感染性材料的实验活动，须在BSL-3实验室内进行。血清学检测应在BSL-3实验室内进行，且标本应首先60℃ 1小时灭活，再进行后续实验操作。核酸检测时，须在BSL-3实验室生物安全柜内将核酸提取裂解液加入标本中，充分裂解后，完成病毒RNA提取。对装有病毒RNA的样品管外表面进行彻底消毒后，可在BSL-2实验室进行扩增检测。

2. 在进行感染性材料操作时，每次标本份数不宜过多，每份标本量不宜过大。

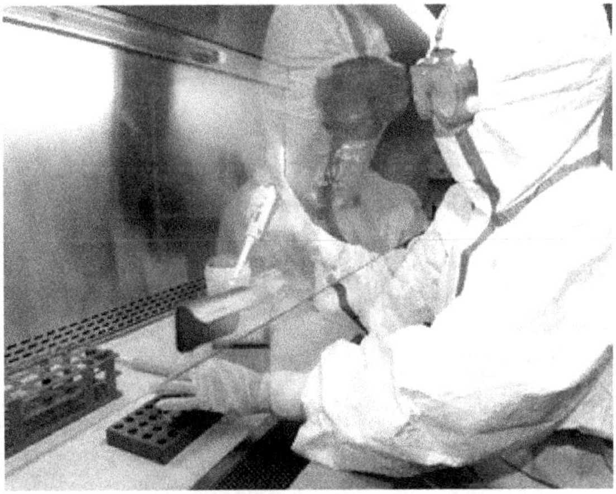

图5-1　埃博拉病毒的分离、培养和动物实验须在生物安全4级实验室内进行

（二）生物安全防护

在实验室处理感染性标本时，应严格按照操作规范在BSL-3实验室内进行。实验室工作人员应穿着遮盖全身的

个人防护装备，包括防渗漏防护服、N95或以上口罩、护目镜、防护面具、防护手套等，当须进行感染性标本离心、较大量标本（≥10 mL）分装处理等操作时应使用正压头盔。

实验人员有体表开放式伤口时不宜参加实验活动。

涉及感染性材料的离心应使用有密封盖的离心桶或转头进行标本离心，应在生物安全柜内打开离心转头放入或取出装有标本的离心管。

在标本的采集、包装和实验室检测等过程中所产生的医疗废物，可能具有生物危险性，应当按照《医疗废物管理条例》和《医疗卫生机构医疗废物管理办法》等相关规定及时处理。

实验室检测埃博拉病毒相关感染性标本的实验活动发生意外时，应及时启动相关应急预案。

## 第二节　标本采集、运输与保藏

### 一、标本采集

#### （一）检测对象

包括留观病例、疑似病例和确诊病例，病例定义参见国家卫生计生委制定的《埃博拉出血热相关病例诊断和处置路径》。

#### （二）标本采集时间

一般发病后2周内，可在患者血标本中检测到病毒核酸和抗原，发病后3～10天的标本核酸和抗原的检出率高。在发病后数月内，可在特定分泌物中持续检出病毒。最早可从发病后2天的患者血清中检出特异性IgM抗体，IgM

抗体可维持数月。发病后 7～10 天可检出 IgG 抗体，康复者 IgG 抗体可维持数年。发病 10～14 天以后的标本病毒特异性抗体的检出率高。因此，应根据不同检测目的确定采样时间，留观病例、疑似病例诊断埃博拉病毒感染应采集发病 3 天以后的血标本。

（三）标本采集方法

用分离胶无菌真空促凝管采集静脉血，每管 3mL，标记后 4℃保存，填写标本采集登记表（表 5-1）。

**表 5-1 埃博拉出血热相关样品送检表**

| 编号 | 姓名 | 性别 | 年龄 | 国籍 | 住址 | 所住医院 | 旅行史接触史 | 诊断类型 | 发病日期 | 采样日期 | 样本种类 | 备注 |
|---|---|---|---|---|---|---|---|---|---|---|---|---|
| | | | | | | | | | | | | |
| | | | | | | | | | | | | |
| | | | | | | | | | | | | |
| | | | | | | | | | | | | |
| | | | | | | | | | | | | |
| | | | | | | | | | | | | |
| | | | | | | | | | | | | |
| | | | | | | | | | | | | |
| | | | | | | | | | | | | |

注：旅行史：21 天内到过的疫区国家名称；接触史：21 天内疑似、确诊埃博拉病例接触史（填写有或无，如有接触史，请提供具体信息）；诊断类型：留观、疑似或确诊病例。

送检单位：________________

送检人：__________ 送检日期：__________

接收单位：________________

接收人：________________

（四）标本采集注意事项

采血场所除了病人常规护理的材料外，应备有手套、防护服和防护面具等，同时备有洗手的设施和装有消毒液的桶。

采集埃博拉出血热患者血样会给医护人员带来风险，应由经过生物安全防护培训的人员执行，采血时应 2 人在场。

采用分离胶无菌真空促凝管采集静脉血，每管 3mL，采集后用封口膜封闭管口，标记清楚后放入自封袋或 50mL 离心管内，并在自封袋或离心管外表面再清楚标记，4℃保存，填写标本采集登记表。

留观病例和疑似病例应在发病 3 天后，采集静脉血 2 管，送指定的具有埃博拉出血热检测资质的实验室进行埃博拉病毒检测。

确诊病例采集恢复期血标本，包括并不限于出院前标本 2 份，每份 2 管，采集时间间隔不少于 48 小时，送国家疾控中心病毒病所进行埃博拉病毒检测，用于指导病例管理。

（五）标本保存和运送

未分离血清的全血标本应 4℃保存，并尽快送具有埃博拉出血热检测资质的实验室分离血清、检测；血清标本长期保存应置于 －70℃或以下冰箱，1 周内保存可置 －20℃冰箱。

标本运输应按照相关生物安全规定，采取 A 类包装，低温冷藏运输，避免反复冻融（附件 1）。

## 二、标本包装和运输

所有疑似埃博拉病毒相关感染性标本的运输应按照

《病原微生物实验室生物安全管理条例》和《人间传染的病原微生物名录》等相关规定，采取A类包装，符合UN2814要求。按照三重包装系统包装：第一层包装为自封袋或50mL离心管；第二层包装为防水、防漏的安全壳容器；第三层为运输包装组成（图5-2）。样本应用吸水纸等包裹，固定在防漏自封袋或离心管内。然后放置在坚固、防水、防漏的第二层安全壳容器中，用吸水纸等填充物将内有标本的自封袋或离心管固定好，然后装入第三层包装。安全壳容器和外包装须与IATA危险物品条例包装制度650相符合。

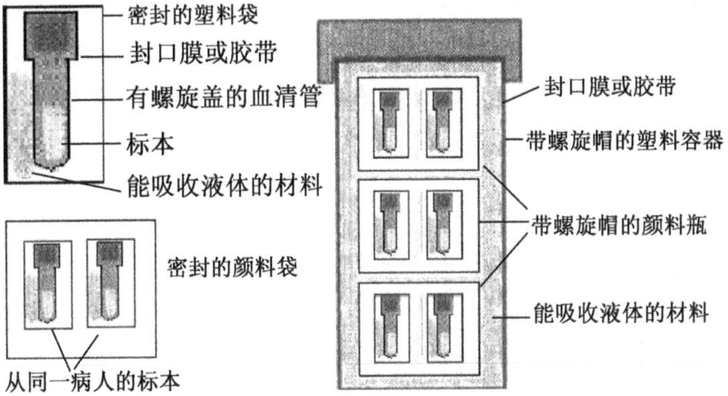


图5-2　实验室标本的包装和运输

填写标本说明两份，写明标本的详细情况、运送者及接收者地址，将标本说明密封在塑料袋里，用胶布分别粘在外层包装的里面和外面并留档以便追踪，方便实验室操作人员查对标本数量。

样本运输之前，应按相关生物安全规定和样本接收单位生物安全管理部门联系，办理相关手续，运送日期确定后立即将运送的时间和运输方式通知接收单位。

### 三、样本保存和销毁

埃博拉病毒阳性血标本，应根据《病原微生物实验室生物安全管理条例》等相关生物安全规定保存，实行“双人双锁”和取样“审批”管理。

埃博拉病毒阴性血标本，应在排除埃博拉病毒感染后，转入其他血清库保存或销毁。

所有感染性血清销毁时，均应在生物安全柜内待其自然融化，60℃ 1 小时灭活后，在生物安全柜内，打开样本管，置于有效消毒剂内浸泡，然后高压灭活。

所有销毁样本均应在相应数据库清单内标明，并记录销毁的时间和操作人，阴性样本销毁记录应保存 1 年以上，阳性样本的销毁记录应保存 5 年以上。

## 第三节　实验室检测方法

检测内容为埃博拉病毒核酸检测、埃博拉病毒抗原检测和 IgM、IgG 抗体检测。

实验前认真核对被检样品，包括患者的姓名、编号及检测项目等。

### 一、病原学检测

#### （一）核酸检测

是目前早期诊断、早期发现埃博拉出血热病例的主要检测方法。为提高检测的敏感性和特异性，用实时荧光 PCR 方法针对埃博拉病毒 2 个不同的基因进行检测，在病例筛查时，任一基因检测阳性均可判为埃博拉病毒阳性；在确诊病例出院时，须针对2个基因的检测同时阴性，方可判定为阴性。传统RT-PCR因易出现污染，较少使用，但可以获得病毒基因序列。发病后3天内，患者血标本中埃博拉病毒核酸检出率低，检测阴性不能排除埃博拉病毒感染，应结合病例的流行病学史和临床表现进行综合判断。发病后3~10天血标本病毒核酸检出率高。检测方法详见本章第四节内容。

（二）病毒抗原检测

用酶联免疫法检测埃博拉病毒抗原。病毒抗原检测阳性可确诊。发病后3天内，血标本中埃博拉病毒抗原检出率低，检测阴性不能排除埃博拉病毒感染，发病后3~10天血标本病毒抗原检出率高。检测方法详见本章第五节内容。

## 二、血清学检测

（一）血清特异性IgM抗体检测

采用捕获法ELISA方法检测。IgM抗体阳性可确诊。检测方法详见本章第六节内容。

（二）血清特异性IgG抗体检测

目前采用间接法ELISA检测IgG抗体。单份血清埃博拉病毒IgG抗体阳性提示曾感染埃博拉病毒，双份血清埃博拉病毒IgG抗体阳转或恢复期滴度较急性期4倍或者以上增高者可确诊。检测方法详见本章第七节内容。

## 三、结果的报告、复核和反馈

埃博拉病毒检测机构应将所有阳性和部分阴性血清标

本送中国疾病预防控制中心病毒病所进行复核检测。实验室检测结果应及时反馈标本送检单位,并尽快上报上级主管部门(表5-2)。

**表5-2　埃博拉出血热实验室检测结果一览表**

检测单位名称:________________

| 标本编号 | 标本类型 | 采集日期 | 采集人 | 检测结果 | | | | 接收日期 | 检测日期 | 检测人 |
|---|---|---|---|---|---|---|---|---|---|---|
| | | | | 核酸检测 | 抗原检测 | IgM | IgG | | | |
| | | | | | | | | | | |
| | | | | | | | | | | |
| | | | | | | | | | | |
| | | | | | | | | | | |
| | | | | | | | | | | |
| | | | | | | | | | | |
| | | | | | | | | | | |
| | | | | | | | | | | |

注:对于核酸检测中的序列测定,报送结果中应包括原始测序彩图文件和序列文件的电子版拷贝。

填表时间:________年________月________日

单位(盖章):____________________;填表人:________________

## 四、清场与消毒

操作结束后,及时清理生物安全柜内的物品,用0.5%次氯酸钠溶液和75%乙醇擦拭外表面后,移出生物安全柜放入冰箱中。

未使用完的感染性生物材料销毁或放入BSL-3级实验

室－70℃冰箱，并如实填写操作和处理记录。

实验区内的污染材料高压处理（121℃高压20min）后，再进行集中高压处理。

## 第四节 埃博拉病毒核酸检测方法

### 一、目的、适用范围及设备

（一）目的

埃博拉病毒核酸的提取及PCR检测。

（二）适用范围

适用于检测血标本中埃博拉病毒核酸。

（三）检测仪器设备和材料

实时定量核酸扩增检测仪，常规核酸扩增检测仪，RNA提取试剂盒，一步法RT-PCR扩增试剂盒，一步法实时定量RT-PCR扩增试剂盒等（图5-3）。

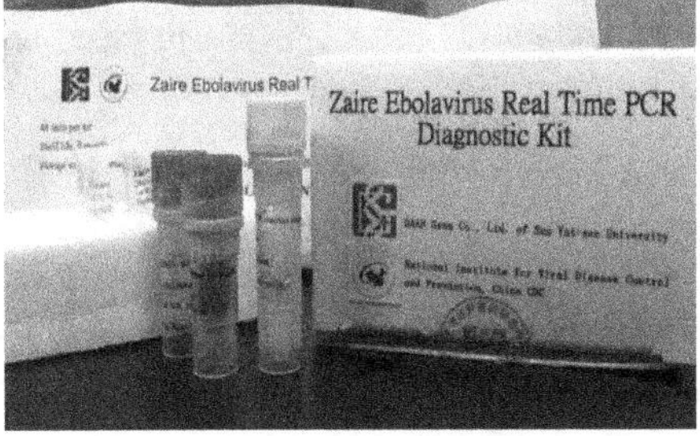


图5-3 中国研制的埃博拉病毒检测试剂盒

## 二、检测步骤

（一）检测准备

1. 提取埃博拉病毒 RNA。要求在 BSL-3 级实验室内操作。

2. 进入实验场所之前，要事先准备好所需试剂、样品。预约实验场所。

（二）RNA 的提取

使用 QIAamp Viral RNA Mini 试剂盒提取血清标本中病毒 RNA（使用其他试剂盒或方法提取病毒 RNA 的应参照相应试剂盒说明书或实验室操作手册）。

1. 吸取 560μl 包含载体 RNA 的 AVL 缓冲液（核酸提取裂解液）至 1.5ml 的离心管中。

2. 向上述的液体中加入 140μl 样品，盖好盖后，轻轻地上下颠倒混匀 10 次，室温孵育 10 分钟，简单离心使离心管顶端液体落到底部。

3. 在样品中加入 560μl 96% ~100% 的乙醇，轻轻地上下颠倒混匀 10 次，再简单离心。

4. 小心将 630μl 液体加入 QIAamp 小柱中，盖好盖，8 000rpm/min 离心 1min，弃去收集管，将柱子置于一新的 2ml 收集管上。

5. 打开 QIAamp 小柱的盖子，重复以上步骤，直至完成全部样品离心。

6. 打开盖子，向柱中加入 500μl AW1 缓冲液，盖好盖，8 000rpm/min 离心 1min，弃去收集管，将柱子置于一新的 2ml 收集管上。

7. 打开盖子，加入 500μl AW2 缓冲液，盖好盖，14 000rpm/min 离心 3min。

8. 将柱子置于一新的2ml收集管上，空离1min。

9. 将柱子置于一新的1.5ml离心管上，加入50μl AVE洗脱缓冲液，室温孵育1min，离心8 000rpm/min 1min。离心液即病毒RNA，立即检测或-70℃以下保存。

（三）实时荧光定量RT-PCR法检测埃博拉病毒核酸

为增加埃博拉病毒核酸检测的敏感性和特异性，在用实时荧光定量PCR方法对标本进行检测时，应采用针对埃博拉病毒2个不同的基因同时进行检测，可采用并行的单重PCR或多重PCR方法进行检测。

1. 单重PCR参考引物与探针

| 引物/探针 | 序　　列 | 荧光标记 |
|---|---|---|
| | 检测埃博拉病毒核蛋白的引物和探针 | |
| ZEBONP-F | CGCCGAGTCTCACTGAATCTG | |
| ZEBONP-R | AGTTGGCAAATTTCTTCAAGATTGT | |
| ZEBONP-P | CGGCAAAGAGTCATCCCAGTGTATCAAGTA | FAM/BHQ-1 |
| | 检测埃博拉病毒糖蛋白的引物和探针 | |
| ZEBOGP-F | TGGGCTGAAAAYTGCTACAATC | |
| ZEBOGP-R | CTTTGTGMACATASCGGCAC | |
| ZEBOGP-P | CTACCAGCAGCGCCAGACGG | FAM/BHQ-1 |

2. 实时荧光定量RT-PCR扩增

实时荧光定量RT-PCR扩增反应配置体系：

RNA模板5μl，酶（25x）1μl，缓冲液12.5μl，引物（10μM）各1μl，探针（10μM）0.5μl，加水至总体积25μl。

3. 结果判断

以定量荧光PCR反应的前3～15个循环的荧光信号

作为本底信号，以本底信号标准差的10倍作为荧光阈值，标本扩增产生的荧光信号达到荧光阈值时所对应的循环数为循环阈值（Ct值），以Ct<35荧光信号数据线性化处理后对应循环数生成的曲线图成“S”形的标本，可判断为相应的埃博拉病毒核酸检测阳性。

4. 意义

荧光定量PCR是一种灵敏、特异、低污染的病毒核酸检测方法，可以检测标本中的埃博拉病毒。病例筛查时2个检测基因中，任一基因检测阳性均具有确诊意义。首例病例确诊应按照《埃博拉出血热病例诊断程序》进行。在病例管理时，须2个基因同时检测阴性，方可判定为阴性。

（四）一步法常规RT-PCR方法检测埃博拉病毒核酸

如果采用常规RT-PCR的方法检测埃博拉病毒核酸，建议针对病毒基因组2个不同的基因片段同时进行检测，并完成基因序列分析。

1. 参考引物序列

| 引　　物 | 序　　列 | 片段大小 |
|---|---|---|
| | 检测埃博拉病毒糖蛋白的引物 | |
| ZEBOV-GPF | TGGGCTGAAAACTGCTACAATC | |
| ZEBOV-GPR | TTTTAGTTTCCCAGAAGGCCCA | 570bp |
| | 检测埃博拉病毒RNA聚合酶的引物 | |
| ZEBOV-LF1 | ATCGGAATTTTTCTTTCTCATT | |
| ZEBOV-LR1 | ATGTGGTGGGTTATAATAATCACTGACATG | 414bp |
| ZEBOV-LF2 | GTCAAAGCATTTCCTAGCAACATGATGG | |
| ZEBOV-LR2 | ATAATAATCACTCACATGCATATAACA | 282bp |

2. PCR 扩增

采用参考引物对埃博拉病毒不同检测靶标进行 PCR 扩增。首先根据所采用的试剂盒说明书推荐反应条件，将病毒 RNA 逆转录为 cDNA。PCR 扩增参考反应条件为 94℃预变性 2min，然后 94℃变性 30s，55℃退火 30s，72℃延伸 1min，反应 40 个循环，最后 72℃延伸 10min。如为套式 PCR 则开展第二轮扩增。

第二轮分型 PCR 扩增体系配置采用正向引物 ZEBOV-LF2 与反向引物 ZEBOV-LR2。推荐反应条件为：94℃预变性 2min，然后 94℃变性 30s，55℃退火 30s，72℃延伸 1min，反应 30 个循环，最后 72℃延伸 10min。

3. 1.5% 浓度琼脂糖电泳分析

4. 结果判读

a 阳性：电泳显示相应大小 DNA 片段。

b 阴性：无特异性核酸片段扩增。

5. 意义

阳性结果可以初步判断埃博拉病毒感染，但须排除交叉污染。获得病毒特异性基因序列具有确诊意义。

## 第五节　埃博拉病毒核蛋白抗原检测方法

### 一、目的、适用范围及设备

#### （一）目的

双抗体夹心法 ELISA 检测血清中埃博拉病毒核蛋白抗原。

（二）适用范围

适用于人血清中埃博拉病毒核蛋白抗原的检测。

（三）检测前准备

1. 核对被检样品，包括患者的姓名、编号及检测项目等。

2. 检测前将60℃ 1小时灭活的待测样品置于BSL-3实验室生物安全柜内。

3. 在洗板机废液收集桶内加入10%有效氯的消毒剂，加入量为废液桶总体积的5%。

（四）检测仪器设备和材料

加样器、温箱、洗板机、含波长450nm的酶标仪、埃博拉病毒抗原检测试剂盒（双抗体夹心法ELISA）。

## 二、操作步骤

具体请参照试剂盒说明书开展。

1. 将试剂盒在冰箱中取出，放置室温平衡30分钟，使用前将试剂轻轻震荡混匀。

2. 配液。将新鲜配制的洗液注入洗板机的洗液桶内。

3. 编号。将样品对应微孔板编号，每板设阴性对照3孔，模拟阳性对照2孔和空白对照1孔。

4. 加稀释液。每孔加稀释液20μL，空白孔除外。

5. 加样。分别在相应孔加入待测样品或阴阳性对照样品各100μL，空白孔除外。

6. 温育。用封板膜封板后，置37℃温育60分钟。

7. 加酶。每孔加酶标试剂50μL，空白孔除外，轻轻震荡混匀。

8. 温育。用封板膜封板后，置37℃温育30分钟。

9. 洗板。小心揭掉封板膜，用洗板机洗涤5遍。

10. 显色。每孔加入显色剂A、B液各50μL，轻轻震荡混匀，37℃避光显色30分钟。

11. 测定。每孔加终止液50μL，10分钟内测定结果。设定酶标仪波长于450nm处（建议使用双波长450nm/600～650nm检测），用空白孔调零后测定各孔A值。

12. 清洗、消毒洗板机。按洗板机内置程序分别采用蒸馏水、20%乙醇和75%乙醇进行清洗消毒，30分钟后，再用蒸馏水清洗。

## 三、结果判定

1. 临界值计算：临界值=0.10+阴性对照孔A值均值（阴性对照孔A值低于0.05者以0.05计算）。

2. 阴性对照的正常值范围：阴性对照孔A≤0.1。

3. 阳性对照的正常值范围：A≥0.50。

4. 阳性判定：样品A值≥临界值者为埃博拉病毒抗原阳性。

5. 阴性判定：样品A值<临界值者为埃博拉病毒抗原阴性。

## 四、意义

阳性结果可以判断为埃博拉病毒感染，但阴性结果并不排除埃博拉病毒感染的可能，应结合病例的流行病学史和临床表现进行综合判断。

## 第六节 埃博拉病毒 IgM 抗体检测方法

### 一、目的、适用范围及设备

（一）目的

抗体捕获法 ELISA 检测埃博拉病毒特异性 IgM 抗体。

（二）适用范围

适用于人血清中埃博拉病毒特异性 IgM 抗体的检测。

（三）检测前准备

1. 检测前应将 60℃ 1 小时热灭活的待测样品置于 BSL-3 实验室生物安全柜内。

2. 在洗板机废液收集桶内加入 10% 有效氯的消毒剂，加入量为废液桶总体积的 5%。

（四）检测仪器设备和材料

加样器、温箱、洗板机、含波长 450nm 的酶标仪、埃博拉病毒 IgM 抗体检测试剂盒等。

### 二、检测步骤

具体步骤请参照试剂盒说明书开展。

1. 将试剂盒在冰箱中取出，放置室温平衡 30 分钟，使用前将试剂轻轻震荡混匀。

2. 配液。将新鲜配制的洗液注入洗板机的洗液桶内。

3. 加稀释液。每孔加入样品稀释液 100μl，空白及阴阳性对照孔除外。

4. 加样。在相应孔中加入待测样品 10μl，轻轻振荡混匀。阴、阳性对照加100μl。

5. 温育。用封板膜封板后，置37℃温育30分钟。

6. 洗板。小心揭掉封板膜，用洗板机洗涤5遍。

7. 加酶。每孔加入酶标试剂100μl，空白孔除外。

8. 温育。操作同5。

9. 洗板。操作同6。

10. 显色。每孔加入显色剂A、B液各50μl，轻轻振荡混匀，37℃避光显色15分钟。

11. 测定。每孔加终止液50μl，轻轻振荡混匀，10分钟内测定结果。设定酶标仪波长于450nm处，用空白孔调零点后测定各孔A值。

12. 清洗、消毒洗板机。按洗板机内置程序分别采用蒸馏水、20%乙醇和75%乙醇进行清洗消毒，30分钟后，再用蒸馏水清洗。

## 三、结果判定

1. 临界值计算：临界值=0.10+阴性对照孔A值均值（阴性对照孔A值低于0.05者以0.05计算）。

2. 阴性对照的正常值范围：阴性对照孔A≤0.1。

3. 阳性对照的正常值范围：A≥0.50。

4. 阳性判定：样品A值≥临界值者为埃博拉病毒IgM抗体阳性。

5. 阴性判定：样品A值<临界值者为埃博拉病毒IgM抗体阴性。

## 四、意义

阳性结果可以判断为埃博拉病毒感染，但阴性结果并不排除埃博拉病毒感染的可能，应结合病例的流行病学史和临床表现进行综合判断。

## 第七节　埃博拉病毒 IgG 抗体检测方法

### 一、目的、适用范围及设备

（一）目的

间接法 ELISA 检测埃博拉病毒特异性 IgG 抗体。

（二）适用范围

适用于人血清中埃博拉病毒特异性 IgG 抗体的检测。

（三）检测前准备

1. 检测前应将 60℃ 1 小时热灭活的待测样品置于 BSL-3 实验室生物安全柜内。

2. 在洗板机废液收集桶内加入 10% 有效氯的消毒剂，加入量为废液桶总体积的 5% 。

（四）检测仪器设备和材料

加样器、温箱、洗板机、含波长 450nm 的酶标仪、埃博拉病毒 IgG 抗体检测试剂盒等。

### 二、检测步骤

具体步骤请参照试剂盒说明书开展。

1. 将试剂盒在冰箱中取出，放置室温平衡 30 分钟，使用前将试剂轻轻震荡混匀。

2. 配液。将新鲜配制的洗液注入洗板机的洗液桶内。

3. 加稀释液。每孔加入样品稀释液 100μl，空白孔除外。

4. 加样。在相应孔中加入待测样品或阴、阳性对照样品 10μl，轻轻振荡混匀。

5. 温育。用封板膜封板后，置 37℃温育 30 分钟。

6. 洗板。小心揭掉封板膜，用洗板机洗涤 5 遍。

7. 加酶。每孔加入酶标试剂 100μl，空白孔除外。

8. 温育。操作同 5。

9. 洗板。操作同 6。

10. 显色。每孔加入显色剂 A、B 液各 50μl，轻轻振荡混匀，37℃避光显色 15 分钟。

11. 测定。每孔加终止液 50μl，轻轻振荡混匀，10 分钟内测定结果。设定酶标仪波长于 450nm 处，用空白孔调零点后测定各孔 A 值。

12. 清洗、消毒洗板机。按洗板机内置程序分别采用蒸馏水、20% 乙醇和 75% 乙醇进行清洗消毒，30 分钟后，再用蒸馏水清洗。

## 三、结果判定

1. 临界值计算：临界值 =0.10 + 阴性对照孔 A 值均值（阴性对照孔 A 值低于 0.05 者以 0.05 计算）。

2. 阴性对照的正常值范围：阴性对照孔 A≤0.1。

3. 阳性对照的正常值范围：A≥0.50。

4. 阳性判定：样品 A 值≥临界值者为埃博拉病毒 IgG 抗体阳性。

5. 阴性判定：样品 A 值 < 临界值者为埃博拉病毒 IgG 抗体阴性。

### 四、意义

阳性结果，表明曾受到埃博拉病毒感染；双份标本检测，恢复期血清抗体阳转，或抗体滴度比急性期抗体滴度有4倍及以上升高可判定埃博拉病毒感染。

## 第八节　埃博拉出血热相关标本实验活动意外应急预案

### 一、总则

#### （一）目的

为有效预防、及时发现和控制发生在实验室范围内的埃博拉病毒相关实验活动意外，最大限度地减轻意外事件对实验室人员和环境造成的危害，指导和规范生物安全工作，保障实验室工作人员身体健康和环境安全，保障埃博拉病毒实验室相关检测活动的顺利进行，特制订本预案。

本预案为发生实验室意外时的一般处置办法，各单位可根据各自生物危害评估方案确定处置措施。

#### （二）编制依据

《中华人民共和国传染病防治法》、《突发公共卫生事件应急条例》和《实验室生物安全手册》（第三版）。

#### （三）原则

以“安全第一、预防为主”为应急处置原则。

#### （四）适用范围

发生以下紧急情况时启动本预案：

1. 埃博拉病毒的实验室污染事件。

2. 工作人员发生埃博拉病毒实验室暴露。

3. 埃博拉病毒被泄露出实验室。

4. 由于停电、火灾等不可预测因素所引起的实验室其他污染事件。

## 二、应急组织体系及职责

1. 应急指挥机构

在本单位生物安全委员会或相应部门的统一领导下,各行政职能部门配合下,生物安全管理部门负责组织、协调实验室意外突发事件的应急处理工作,并制订应对意外事故的应急预案。

2. 实验室管理部门

单位实验室管理部门应制定本部门的应对意外事故处理的应急预案,并开展生物安全培训,组织实验室相关人员进行实地演练。

3. 实验室负责人

实验室负责人应对急救用品进行检查和补充,组织实验室内部人员进行生物安全培训与考核。

## 三、预防和预警机制

(一) 预防

1. 加强实验室生物安全规范化操作管理,按《实验室生物安全通用要求(GB19489—2008)》做出明确规定。

2. 建立实验室应急物资和设备的储备,配置个人防护、消毒药品和医疗救援药品,定点存放和定人定期维护保养。

3. 埃博拉病毒相关感染性材料须登记使用，提高警惕，加强安全保卫，防止埃博拉病毒相关感染材料失窃。

4. 建立实验室工作人员健康档案，定期体检。发现与实验室生物安全有关的人员感染或伤害应立即报告。

5. 加强对实验操作人员的生物安全业务培训和演练。

（二）预警

1. 建立有效的预警机制，为埃博拉病毒相关感染性材料建立档案和使用记录，发现失窃，立即报告（见处理程序）。

2. 完善实验室人员健康档案，发现与实验室生物安全有关的人员感染或伤害立即报告。

3. 定期开展自查，及时发现各类安全隐患，发出预警通报。

## 四、突发事件的报告及应急响应

（一）报告人

实验室工作人员为法定报告人。除实验室工作人员外，任何单位和个人如发现有实验室感染事故均可报告。任何单位和个人不得隐瞒、缓报、谎报、或者授意他人隐瞒、缓报、谎报。

（二）报告程序和方式

1. 报告程序

发生实验室意外事故时，在妥善处理的同时，向实验室负责人口头报告，实验室负责人应立即向单位生物安全管理部门和负责人报告，并如实填写事故记录和事故处理记录。单位生物安全管理部门核实事故后 2 小时内向上级卫生主管部门进行汇报，对事故做出危险程度评估，对可能暴露人员进行评估和随访。积极配合有关专业技术部门的调查和处置。事故处理后,生物安全管理部门应及时对事故的经过以及事故的原因和责任进行实事求是的分析,找出事故的根源,总结教训写出书面总结,吸取经验教训。

2. 报告方式

发生实验室意外事故后,实验室所在单位负责人应填报《实验室意外和事故登记表》,并以最快的通讯方式2小时内向上级卫生行政部门报告。

(三) 突发事件应急响应

1. 立即停止发生意外事故实验室的实验活动,妥善处理后退出实验室。

2. 立即组织专家进入实验室进行调查、评估。

3. 对可能的污染情况进行评估。

4. 如发生实验室感染事故,立即将被感染人员送定点医院进行医疗观察或预防性治疗,对可能受到感染的人员进行评估和随访;暂停该实验室所有实验活动,开展调查评估,对所有实验室人员进行生物安全培训,完善生物安全体系文件,待潜在危险排除后,方可重启实验活动。

## 五、应急处理程序

BSL-3 实验室意外事故发生后,应立即报告监控室,由监控室通知生物安全员,安全员对事件初步评估判断后,立即报告实验室主任,实验室主任了解情况后报告单位生物安全委员会或相应部门,如需要,打电话120请求急救,送定点医院处理。

(一) 感染性锐器意外刺伤或擦伤

1. 发生具有潜在感染性的锐器刺伤、切割伤或擦伤等情况，被视为有极大危险。

2. 实验人员立即停止工作，同行操作者及时向监控室报告。监控人员接报后，应立即报告实验室主任和单位负责人，实验室主任评估后，决定是否呼叫120请求急救或采取其他便捷方式，送定点医院处理，并做好相应准备。

3. 受伤实验人员脱掉最外层手套，在同操作者的配合下用生理盐水冲洗伤口。

4. 使用大量流水尽可能冲掉损伤部位的血液，从急救箱取出急救药品再行包扎。

5. 伤口进行适当的包扎后，在同行操作者的配合下，按照《生物安全三级实验室安全手册》的程序退出实验室。

6. 由120急救车或其他安全便捷交通方式，送定点医院急救室，告知医生所受伤的原因及可能感染埃博拉病毒，根据情况进行医学处理，并留院观察。

7. 住院后，和同行的另一名操作者一起，记录受伤原因、可能接触的病原微生物，并保留完整的医疗记录。

（二）在实验室内操作人员突然晕倒的急救

1. 另一名操作人员立即停止工作。

2. 向监控室报告，请求人员进入第二缓冲间做好准备工作，外部人员做好救助准备。

3. 同行操作人员更换一副新手套，将晕倒的人员扶到坐的姿势，让晕倒的人员的背和头靠在救护者的胸前，救护者的双手和胳膊架在晕倒的人的腋下，在保证无障碍的情况下，将晕倒的人拖到第二缓冲间，脱掉防护眼罩、口罩，尽可能脱掉防护服（包括晕倒的人和自己的防护服）。外边进入人员帮助将晕倒的人搬出实验室。

（三）感染性样品外溢到皮肤黏膜

1. 如感染性样品外溢到皮肤，视为很大危险，应立即停止工作，在另一操作者的配合下对受溢洒的皮肤，采用75%的酒精进行消毒处理，然后用大量清水或肥皂水彻底冲洗。

2. 处理后安全撤离，密切观察3周。

3. 填写意外事故报告，并报相关负责人。

（四）感染性样品溅入眼睛

1. 眼睛溅入感染性样品，在另一操作者的配合下，用洗眼器进行冲洗，然后用生理盐水或清水冲洗，连续冲洗（注意动作不要过猛，以免损伤眼睛）。

2. 在另一操作者的配合下，按照《生物安全三级实验室安全手册》路线退出实验室。

3. 拨打120讲明情况，送定点医院留院观察。

4. 填写意外事故报告，并报相关负责人。

（五）衣物污染

1. 当感染性样品溅洒在防护服上时，应停止实验活动，由另一操作人员立即对污染人员衣物及所处区域喷洒消毒液，30分钟后，按照BSL-3实验室退出程序，两人同时退出实验室核心区。

2. 在缓冲间内被污染人员脱掉防护服，防止感染性材料触及皮肤及进一步扩散。

3. 撤离实验室，设立警示标记。

4. 如果皮肤接触污染物，立即用自来水冲洗、75%酒精擦拭、冲洗消毒。

5. 彻底淋浴，出防护区。

6. 由其他操作人员，穿好个人防护装备，进入试验区，处理污染区域，将已污染的防护服装入垃圾袋中进行高压灭菌处理。

7. 用含氯消毒剂消毒发生污染的区域，具体方法见本节（七）。用含过氧乙酸或过氧化氢的消毒剂进行空间喷洒消毒。

8. 相关实验人员应密切观察3周；如果皮肤接触到感染性物质，按照本节（三）处理。

（六）外层手套撕破、损坏、被污染或需要更换

1. 在操作埃博拉病毒相关感染性样品时应该佩戴双层手套。在操作过程中，外层手套被污染时应立即用含1%有效氯的次氯酸钠纸巾擦拭手套并脱下后丢弃在生物安全柜中的高压灭菌袋中，并立即戴上新手套继续实验。

2. 手套的更换。在生物安全实验室中使用一次性手套，不可再次使用。手套用后进行高压灭菌消毒然后丢弃。工作人员在完成感染性材料实验离开生物安全柜之前应该脱去外层手套放入生物安全柜内的高压灭菌袋中。然后更换新手套，以避免污染其他物品。

3. 脱手套的过程。用一手捏起另一近手腕部处的手套外缘；将手套从手上脱下并将手套外表面翻转入内；用戴着手套的手拿住该手套；用脱去手套的手指插入另一手套腕部处内面；脱下该手套使其内面向外并形成一个由两个手套组成的袋状；丢弃在高温消毒袋中并进行消毒处理。

4. 脱下外层手套，丢弃在高压灭菌袋中。

**【注意】**以上操作要远离面部。

（七）感染性样品外溢在台面、地面和其他表面

1. 用纱布或纸巾覆盖污染的场地并吸收溢出物。

2. 向纱布上倾倒适当的消毒剂，并立即覆盖周围区

域。

3. 使用含1%有效氯的次氯酸钠消毒剂时,从溢出区域的外围开始,向中心进行处理。

4. 作用30分钟后,将所处理物质清理掉。

5. 如果含有锐器,则要使用镊子收集处理过的物品,并将它们置于可防刺透的容器中以待处理。

6. 对溢出区域再次清洁并消毒。如有必要,重复本节2~5步。

7. 将污染材料置于防漏、防穿透的废弃物处理容器中。

8. 在消毒后,通知实验室负责人,目前溢出区域的清除污染工作已完成。

（八）危害气溶胶的释放

1. 较大量感染性物质的溅洒、跌落、离心管破裂、超声、匀浆等会产生气溶胶。

2. 使用纱布或纸巾覆盖污染的场地并吸收溢出物,喷洒含1%有效氯的次氯酸钠消毒液,并对防护服表面喷洒消毒剂,用含过氧乙酸或过氧化氢的消毒剂进行空间喷洒消毒后,按照BSL-3实验室退场程序退出,贴出危险标识以示禁止入内。

3. 30分钟后由另外人员穿防护服、正压头盔进场处理污染物,将覆盖污染的场地并吸收溢出物的布和纸巾,以及打碎的器皿用镊子夹取玻璃碎片,放入锐器盒内进行高压处理。

4. 如果实验表格或其他打印文字材料或手写材料被污染,应把这些材料内容抄到另一表格上,并把原件放到盛有1%有效氯的次氯酸钠消毒液的容器内。

5. 在生物安全员的监督下进行空间消毒净化。

6. 暴露人员应进行医学观察。

(九) 由于实验室设备、火灾或自然灾害造成的意外事故处理方法

参照《生物安全三级实验室安全手册》规定进行。

## 六、调查总结

突发事故发生后要对事故原因进行详细调查,做出书面总结,认真吸取教训,做好防范工作。事故当事人应向实验室生物安全领导小组及相关行政职能部门写详细的事件发生经过的书面报告。实验室负责任人应向实验室生物安全领导小组、相关行政职能部门做结案报告。结案报告包括事件的基本情况、事件产生的原因、应急处置过程中各阶段采取的主要措施及其功效、处置过程中存在的问题及整改情况,并提出今后对类似事件的防范和处置建议。

## 七、实验室应具备的应急物资

1. 急救箱,包括常用医用酒精,酒精棉,创可贴(大、小),棉签,胶布,纱布,止血钳;

2. 泡沫式灭火器;

3. 应急处理箱,包括: ① 个人防护材料:能覆盖全身的防渗漏防护服、乳胶手套、N95 口罩、防雾护目镜和正压头盔等; ② 处理工具:扫帚、镊子、剪刀、洗眼瓶、记事纸笔、手电、警示牌; ③ 医用用品:消毒液、医用胶布、纱布、创可贴; ④ 废弃物处理:废物盒、废物袋、锐器盒、吸附棉、擦拭纸。

# 第六章　疫情监测与现场流行病学调查

## 第一节　埃博拉出血热疫情监测

埃博拉出血热疫情自1976年在苏丹和扎伊尔首次发现,近40年来,虽然出现多次暴发流行,但仍然局限在非洲地区。由于埃博拉出血热人传人的特征,埃博拉出血热疫情存在从非洲疫区向全球传播的危险。加强埃博拉出血热疫情监测,严防境外埃博拉出血热病例输入我国,即时发现境内出现首发埃博拉出血热病例,是防止埃博拉出血热传入我国、控制和扑灭在我国可能发生的埃博拉出血热疫情的重要措施。

### 一、密切监视非洲埃博拉出血热疫情

通过多种途经,密切监视非洲地区埃博拉出血热疫情动态。根据非洲地区埃博拉出血热疫情和其他地区可能出

现的疫情变化，为政府及时调整我国埃博拉出血热疫情防控策略提供依据。

## 二、及时掌握境外中国公民感染情况

卫生部门做好与有关部门的信息沟通，要加强监测，通过我国驻外使领馆和境外中国企业，及时调查了解境外中国公民埃博拉出血热感染情况，并为他们提供埃博拉出血热感染防护建议。出现中国公民在境外感染埃博拉出血热病例，我国驻外使领馆和境外中国企业为他们在境外就地救治提供帮助。如需将其从国外运送回国治疗，转运工作参照《关于印发埃博拉出血热病例转运工作方案的通知》（国卫发明电〔2014〕43 号）要求执行，将病例转运至符合条件的定点医院隔离治疗。

## 三、强化国境检疫埃博拉出血热管理

根据目前西非埃博拉出血热疫情形势，国家卫生计生委质检总局于 2014 年 8 月 27 发文将埃博拉出血热纳入检疫传染病管理。对来自疫区或 21 天内有疫区旅行史的来华（归国）人员填写《埃博拉出血热疫区来华（归国）人员健康监测和管理信息表》，有关部门做好跟踪、随访，随访截止时间为离开疫区满 21 天。

## 四、加强国内疾病监测工作

各级医疗机构和出入境检验检疫机构发现符合埃博拉出血热留观、疑似或确诊病例时，应当及时报告相关信息。病例的分类和定义参照《关于印发埃博拉出血热相关病例诊断和处置路径的通知》。留观病例、疑似病例和确诊病例应当在2小时之内通过传染病报告信息管理系统进行网络直报,疾病名称选择“其他传染病”中的“埃博拉出血热”,并在备注栏中注明病例国籍及所来自疫区国家名称。出入境检验检疫机构发现的留观病例,由转运接收的医疗机构进行网络直报。各级疾控机构应当于2小时内通过网络完成报告信息的三级审核。对报告的留观病例、疑似病例在做出进一步诊断后,应当及时进行订正。相关信息报告要求和方式参照《传染病信息报告管理规范》执行。对确诊病例还应当通过突发公共卫生事件信息系统进行报告。

## 第二节　埃博拉出血热流行病学调查方案

为掌握埃博拉出血热病例的发病情况、暴露史、接触史等流行病学相关信息,做好密切接触者的排查,防范埃博拉出血热的蔓延和传播,对诊断为埃博拉出血热病例进行流行病学调查。

### 一、调查目的

(一) 调查病例的暴露史和可能的感染来源;
(二) 确定病例的密切接触者。

### 二、调查对象

(一) 疑似病例;
(二) 确诊病例。

## 三、调查内容

通过查阅资料,询问病例、知情人和接诊医生等开展流行病学调查,调查内容包括:基本信息、发病与就诊情况、临床表现、实验室检查、流行病学史、密切接触者信息、诊断与转归等。《埃博拉出血热病例个案调查表》见附件。

(一)基本情况:基本人口统计学信息,如:国籍、姓名、性别、年龄、住址、联系方式等信息。

(二)诊疗情况:获得病例的完整发病就诊经过。医疗机构负责提供病例的临床相关信息。

(三)可能感染来源:对病例发病前21天内的暴露史开展调查,主要调查其发病前暴露于病例、可疑动物等相关情况。

(四)密切接触者判定:对病例发病后的人群接触情况进行排查,确定密切接触者。密切接触者定义和判定标准按照《埃博拉出血热病例密切接触者判定与管理方案》和《关于印发埃博拉出血热病例转运工作方案的通知》开展。

## 四、组织与实施

埃博拉出血热病例的流行病学调查按照“属地化管理”原则,由病例所在的辖区县级卫生计生行政部门组织疾病预防控制机构开展。

调查单位应迅速成立现场调查组,根据制订的调查计划,明确调查目的、调查组人员组成,确定成员的任务及职责。调查期间,调查人员要严格按照相关要求做好个人防护。

县级卫生计生行政部门负责辖区内疫情调查的组织及

领导。县级疾病预防控制机构接到疑似或者确诊病例报告后，尽快开展流行病学调查工作，并将调查结果及时向同级卫生计生行政部门和上级疾病预防控制机构报告。

市级及以上疾病预防控制机构可根据需要为疫情发生地的流行病学调查工作提供指导和支持。

## 五、信息的上报与分析

疾病预防控制机构完成调查后，做好病例分析总结，并及时将流行病学个案调查表、调查报告等资料逐级上报上级疾病预防控制机构，做好调查资料的保管和存档工作。

## 埃博拉出血热病例个案调查表

病例编码:□□□□□□-□□-□□□

*(区县国标码-年份-流水号)*

被调查者与病例关系:(1) 本人　(2) 其他关系:________　□

**一、基本信息**

1. 姓名:________　家长姓名(14 岁以下儿童)________

2. 性别:________　(1) 男　(2) 女　□

3. 出生日期:________年____月____日

4. 身份证号:____________________

5. 国籍(外籍):____________护照号:____________

6. 联系电话:____________________

7. 现住址或目的地:________省________市________县(区)________乡(街道)________________

8. 学习或工作单位:________________________________________

9. 职业:

(1) 幼托儿童　(2) 散居儿童　(3) 学生　(4) 教师　(5) 保育保姆　(6) 餐饮业　(7) 公共场所服务员　(8) 商业服务　(9) 医疗人员　(10) 工人　(11) 民工　(12) 农民　(13) 牧民　(14) 渔(船)民　(15) 海员及长途驾驶员　(16) 干部职员　(17) 离退人员　(18) 家务待业　(19) 不详　(20) 其他:________________

**二、发病与就诊情况**

1. 发病时间:________年____月____日

2. 就诊情况

| 序号 | 就诊日期 | 医疗机构名称 | 诊断 | 是否住院 | 住院号 |
|---|---|---|---|---|---|
| 1 | | | | | |
| 2 | | | | | |
| 3 | | | | | |

## 三、临床表现

1. 起病症状：________

| | | | |
|---|---|---|---|
| 2. 发热： | (1) 有，最高体温____℃ | (2) 无 | □ |
| 3. 呕吐： | (1) 有 | (2) 无 | □ |
| 4. 腹泻： | (1) 有 | (2) 无 | □ |
| 5. 皮疹： | (1) 有 | (2) 无 | □ |
| 6. 咳嗽： | (1) 有 | (2) 无 | □ |
| 7. 头痛： | (1) 有 | (2) 无 | □ |
| 8. 咽喉痛： | (1) 有 | (2) 无 | □ |
| 9. 腹痛： | (1) 有 | (2) 无 | □ |
| 10. 肌痛： | (1) 有 | (2) 无 | □ |
| 11. 胸痛： | (1) 有 | (2) 无 | □ |
| 12. 出血： | (1) 有 | (2) 无 | □ |

如果有，哪些部位出血

| | | | |
|---|---|---|---|
| 12.1 结膜充血 | (1) 有 | (2) 无 | □ |
| 12.2 鼻衄 | (1) 有 | (2) 无 | □ |
| 12.3 牙龈出血 | (1) 有 | (2) 无 | □ |
| 12.4 呕血 | (1) 有 | (2) 无 | □ |
| 12.5 咯血 | (1) 有 | (2) 无 | □ |
| 12.6 血尿 | (1) 有 | (2) 无 | □ |
| 12.7 血便 | (1) 有 | (2) 无 | □ |
| 12.8 阴道出血 | (1) 有 | (2) 无 | □ |

12.9 其他出血(注明部位)__________

| | | | |
|---|---|---|---|
| 13. 嗜睡： | (1) 有 | (2) 无 | □ |
| 14. 谵妄： | (1) 有 | (2) 无 | □ |
| 15. 低血压： | (1) 有 | (2) 无 | □ |
| 16. 多脏器损伤： | (1) 有 | (2) 无 | □ |
| 17. 休克： | (1) 有 | (2) 无 | □ |

18. 其他表现：__________

## 四、实验室检查

1．临床实验室检查

<table>
<tr><td rowspan="2">项目</td><td rowspan="2">内容</td><td colspan="2">第一次</td><td colspan="2">第二次</td><td colspan="2">第三次</td></tr>
<tr><td>检测时间</td><td>结果</td><td>检测时间</td><td>结果</td><td>检测时间</td><td>结果</td></tr>
<tr><td rowspan="4">血常规</td><td>白细胞（$10^9$/L）</td><td></td><td></td><td></td><td></td><td></td><td></td></tr>
<tr><td>血小板（$10^9$/L）</td><td></td><td></td><td></td><td></td><td></td><td></td></tr>
<tr><td>淋巴细胞（百分比）</td><td></td><td></td><td></td><td></td><td></td><td></td></tr>
<tr><td>中性粒细胞（百分比）</td><td></td><td></td><td></td><td></td><td></td><td></td></tr>
<tr><td rowspan="2">肝酶</td><td>天冬氨酸氨基转移酶（IU/L）</td><td></td><td></td><td></td><td></td><td></td><td></td></tr>
<tr><td>丙氨酸氨基转移酶（IU/L）</td><td></td><td></td><td></td><td></td><td></td><td></td></tr>
<tr><td>尿蛋白</td><td>尿蛋白</td><td></td><td></td><td></td><td></td><td></td><td></td></tr>
<tr><td rowspan="2">出、凝血时间</td><td>活化部分凝血活酶时间（S）</td><td></td><td></td><td></td><td></td><td></td><td></td></tr>
<tr><td>凝血酶时间（S）</td><td></td><td></td><td></td><td></td><td></td><td></td></tr>
</table>

注：检测时间：年/月/日

2．病原实验室检查

<table>
<tr><td rowspan="2">疾病</td><td rowspan="2">项目</td><td colspan="3">标本 1</td><td colspan="3">标本 2</td><td colspan="3">标本 3</td></tr>
<tr><td>采集时间</td><td>标本类型</td><td>结果</td><td>采集时间</td><td>标本类型</td><td>结果</td><td>采集时间</td><td>标本类型</td><td>结果</td></tr>
<tr><td rowspan="4">埃博拉出血热</td><td>抗原检测</td><td></td><td></td><td></td><td></td><td></td><td></td><td></td><td></td><td></td></tr>
<tr><td>IgM 抗体检测</td><td></td><td></td><td></td><td></td><td></td><td></td><td></td><td></td><td></td></tr>
<tr><td>IgG 抗体检测</td><td></td><td></td><td></td><td></td><td></td><td></td><td></td><td></td><td></td></tr>
<tr><td>核酸检测</td><td></td><td></td><td></td><td></td><td></td><td></td><td></td><td></td><td></td></tr>
<tr><td>疟疾</td><td></td><td></td><td></td><td></td><td></td><td></td><td></td><td></td><td></td><td></td></tr>
<tr><td>伤寒</td><td></td><td></td><td></td><td></td><td></td><td></td><td></td><td></td><td></td><td></td></tr>
<tr><td></td><td></td><td></td><td></td><td></td><td></td><td></td><td></td><td></td><td></td><td></td></tr>
<tr><td></td><td></td><td></td><td></td><td></td><td></td><td></td><td></td><td></td><td></td><td></td></tr>
</table>

## 五、流行病学接触史

1. 本次发病前21天内,你居住、旅行过的国家和地区有哪些?(请依次列出)

| 序号 | ____月____日至____月____日 | 国家及城市 | 中转地 |
|---|---|---|---|
| 1 | | | |
| 2 | | | |
| 3 | | | |

2. 发病前21天是否接触过类似症状病人: □

(1) 是(填下表) (2) 否(跳转第3题)

| 序号 | 时间 | 姓名 | 现住址 | 关系 | 接触方式 | 联系方式 | 是否诊断为埃博拉 |
|---|---|---|---|---|---|---|---|
| 1 | | | | | | | |
| 2 | | | | | | | |
| 3 | | | | | | | |

注:1. 接触方式(可多选):① 接触病人血液 ② 接触病人分泌物、排泄物 ③ 接触病人皮肤 ④ 接触病人衣被等 ⑤ 救治/护理 ⑥ 同处一室 ⑦ 共乘同一交通工具 ⑧ 处理尸体 ⑨ 其他(请单独注明);2. 是否诊断为埃博拉 ① 埃博拉确诊病例 ② 其他疾病 ③ 不祥

2.1 接触类似症状病人时是否采取防护措施: □

(1) 一直有防护措施 (2) 部分时间有防护措施 (3)无防护措施

如果有,措施是:

2.1.1 是否戴口罩: (1) 是 (2) 否 □

2.1.2 是否戴手套: (1) 是 (2) 否 □

2.1.3 是否戴面罩: (1) 是 (2) 否 □

2.1.4 是否穿防护服: (1) 是 (2) 否 □

2.1.5 是否带护目镜: (1) 是 (2) 否 □

2.1.6　接触后是否立即洗手:(1) 是　(2) 否　□

2.1.7　其他____________________

3. 发病前21天是否去过医院:(1) 是　(2) 否　□

如果是,填下表:

| 序号 | ____月____日<br>至____月____日 | 国家、省、<br>市名称 | 医院名称 | 该医院是否发现过<br>埃博拉确诊病例 |
|---|---|---|---|---|
| 1 | | | | |
| 2 | | | | |
| 3 | | | | |

4. 发病前21天是否直接接触过以下动物:(仅限于疫区)

4.1　蝙蝠:(1) 是(时间:____月____日)　(2) 否　□

4.2　大猩猩等灵长类:(1) 是(时间:____月____日)　(2) 否□

4.3　跳羚(小羚羊):　(1) 是(时间:____月____日)　(2) 否□

5. 发病后至隔离前的活动情况

| 时间 | 地点 | 活动类型 |
|---|---|---|
| | | |
| | | |
| | | |

6. 密切接触者

| 序号 | 姓名 | 性别 | 年龄 | 与病例<br>关系 | 与病例<br>接触方式 | 最后接触时间<br>(____月____日) | 联系电话 |
|---|---|---|---|---|---|---|---|
| 1 | | | | | | | |
| 2 | | | | | | | |
| 3 | | | | | | | |
| 4 | | | | | | | |

注:1. 与病例现在的关系:(1) 医患　(2) 同病室病友　(3) 亲友　(4) 旅行同伴　(5) 同学/同事　(6) 其他(请单独注明)

2. 与病例接触方式：

(1) 接触病例血液　(2) 接触病例分泌物、排泄物　(3) 接触病例皮肤　(4) 接触病例衣被等　(5) 救治/护理　(6) 同处一室　(7) 处理尸体　(8) 共乘同一交通工具　(9) 其他(请单独注明)

**六、诊断与转归**

1. 病例出院诊断:(1) ________(2) ________(3) ________

2. 最终诊断：　□

(1) 确诊病例　(2) 疑似病例　(3) 排除(病名:________)

3. 转归：　(1) 痊愈　(2) 死亡　(3) 其他　□

3.1　若痊愈,出院日期:____年____月____日

3.2　若死亡,死亡日期:____年____月____日

3.3　死亡原因:____________________________________________

**七、其他补充材料**

调查单位:______________　调查时间:____年____月____日

调查者:______________　联系方式:__________________

# 第七章 预防与控制

## 第一节 埃博拉出血热的预防

### 一、来自疫区人员的追踪管理

各级卫生计生行政部门要加强监测，做好与有关部门的信息沟通。根据相关部门提供的来自疫区或 21 天内有埃博拉出血热流行国家或地区（以下简称疫区）旅行史的人员信息，协调相关部门做好跟踪、随访，随访截止时间为离开疫区满 21 天。

（一）疫区来华（归国）人员的追踪

各地卫生计生部门应当依托联防联控工作机制，建立跨区域、跨部门的疫区来华（归国）人员信息通报、共享和责任机制。加强与外事、商务、教育、出入境检验检疫和公安边检等部门的协作。相关部门提前将来华人员信息通报出入境检验检疫部门，开展入境卫生检疫，出入境检验检疫部门收集疫区来华(归国)人员信息(旅行目的地居住信息和联系方式等),通报当地卫生计生部门,由卫生计生部门通报至来华(归国)人员旅行目的地卫生计生部门。各地卫生计生部门要配合疫区来华(归国)人员目的地乡镇政府(街道办事处)和公安等部门,及时联系到疫区来华(归国)人员,告知其开展体温监测、做好健康监护等埃博拉出血热防控有关要求。

口岸检验检疫部门发现留观病例时,应当采集以下人员信息,并通报当地卫生计生部门:

(1) 在飞机上照料护理过该病例的人员。

(2) 该病例的同行人员(家人、同事、朋友等)。

(3) 在机上与该病例同排左右邻座各一人(含通道另一侧)及前后座位各一人。

(4) 经调查评估后发现有可能接触该病例血液、体液、分泌物和排泄物的其他乘客和空乘人员。当留观病例转为疑似或确诊病例时,卫生计生部门应当将病例的上述接触人员信息通报至来华(归国)人员旅行目的地卫生计生部门,由后者对其进行追踪和隔离医学观察。

(二) 疫区来华(归国)人员的管理

目的地县级疾病预防控制中心收到通报信息后,对疫区来华(归国)人员进行流行病学调查,依据调查结果和《埃博拉出血热病例密切接触者判定与管理方案》,如判定为密切接触者,按要求实施隔离医学观察;如排除密切接触可能,则由目的地县级疾病预防控制中心组织相关社区卫生服务中心(乡镇卫生院)指导疫区来华(归国)人员每日做好体温监测等健康监护,监护截止时间为离开疫区满 21 天。在此期间,疫区来华(归国)人员如出现发热和其他症状，应主动及时报告社区卫生服务中心（乡镇卫生院）并报告疫区旅行史，当地卫生计生行政部门根据社区卫生服务中心的报告按照《关于印发埃博拉出血热相关病例诊断和处置路径的通知》进行甄别诊断，并做好相应处置。

各有关学校应及时掌握来华前 21 日内有疫区居住或旅行史的留学生的基本情况，并及时向当地教育和卫生计生行政部门报告。在当地政府的统一领导下，卫生计生行政部门要配合教育部门组织做好来华留学人员的健康监测和管理工作。学校要对通过口岸卫生检疫的来华留学生进行 21 天集中管理，组织对上述学生实施医学观察，适当限制活动范围，原则上不安排与其他人员有密切接触，并在当地疾病预防控制机构指导下，建立监测信息日报告制度。医学观察日期为离开疫区之日起满 21 天，医学观察期间每日早晚各测一次体温，如出现发热和其他症状，学校应当立即报告当地卫生计生部门，并配合做好相关后续工作。对符合密切接触者判定标准的留学生，由教育和卫生计生行政部门协商组织开展隔离医学观察。

## 二、密切接触者管理

密切接触者是指直接接触埃博拉出血热确诊或疑似病例的血液、体液、分泌物、排泄物及其污染物的人员，如共同居住、照顾病人和未按规定严格采取防护措施进行诊治、转运患者及处理尸体等人员。对密切接触者进行追踪和隔离医学观察。医学观察期限为自最后一次与病例或污染物品等接触之日起至 21 天结束。医学观察期间，如果密切接触者出现急性发热、乏力、咽痛、头痛、关节或肌肉痛、呕吐、腹泻、出血症状等，按规定送定点医院治疗，采集标本开展实验室检测与排查工作。

(一) 密切接触者判定原则

为了便于对密切接触者进行管理,将密切接触者分为4种情形。

1. 医疗机构内的密切接触的情形

同一医疗机构病人、陪护的亲友和未按规定严格采取防护措施的医务人员等,直接接触埃博拉出血热病例或疑似病例的血液、体液、分泌物和排泄物(如粪便、尿液、唾液、精液),或被其污染的物品如衣物、床单和用过的针头。

2. 家庭或社区的密切接触的情形

(1) 与病人发病后有共同生活史。

(2) 病人发病期间或死亡后(包括葬礼时),接触过病人的身体,或者其血液、体液、分泌物和排泄物。

(3) 接触过病人血液、体液等污染的衣物、床单等物品。

3. 口岸卫生检疫发现密切接触者的情形

由机组人员报告发现可疑的埃博拉出血热病人时,在飞机着陆后,由卫生检疫人员登机调查评估判定;由卫生检疫人员通过体温监测或乘客个人健康申报发现可疑病人时,由卫生检疫人员调查评估判定。判定原则是:

(1) 在飞机上照料护理过病人的人员。

(2) 该病人的同行人员(家人、同事、朋友等)。

(3) 在机上与病人同排左右邻座各一人(含通道另一侧)及前后座位各一人。

(4) 经调查评估后发现有可能接触病人血液、体液、分泌物和排泄物的其他乘客和空乘人员。

在其他入境交通工具上发现疑似或确诊病例时密切接

触者参照上述原则进行判断。

4. 其他密切接触情形

在我国境内交通工具上（飞机、火车、汽车、轮船等）发现可疑埃博拉出血热病人，由接报地的疾病预防控制人员参照上述口岸卫生检疫发现密切接触者的判定原则，进行调查评估后判定。

（二）密切接触者的追踪

建立跨区域、跨部门的密切接触者信息通报、共享和责任机制。各地卫生计生部门与有关部门密切配合，做好密切接触者的追踪和隔离医学观察。

卫生检疫人员对口岸发现的疑似或确诊病例的密切接触者，通报口岸所在地同级卫生计生部门。由卫生计生部门按照《埃博拉出血热病例转运工作方案》转运，并进行集中或居家隔离医学观察。

涉及跨区域的密切接触者，应当通知有关省份追查，对查找到的密切接触者就地进行隔离医学观察。对涉及实施或解除医学观察的外籍密切接触者，有关省份卫生计生行政部门应当将相关信息及时向当地省级外事办公室和检验检疫部门进行通报。

（三）密切接触者的管理方法

第一，实施隔离医学观察时，应当书面或口头告知医学观察的缘由、期限、法律依据、注意事项和疾病相关知识，以及负责隔离医学观察医疗卫生机构的联系人和联系方式。实施集中医学观察的工作人员应每日向当地疾病预防控制中心报告密切接触者医学观察情况。集中医学观察场所应配备必要的消毒设施、消毒剂和个人防护用品，认真做好本场所的清洁与消毒工作。实施医学观察的工作人员应做好基本的个人防护。

第二,隔离医学观察期为 21 天,即与病例或污染物品等最后一次接触之日起至第 21 天结束。观察期间由指定的医疗卫生机构人员每天早、晚各进行一次体温测量并询问其健康状况,填写“密切接触者医学观察记录表”并给予必要的帮助和指导。

第三,医学观察期间,如果密切接触者出现急性发热、乏力、咽痛、头痛、关节或肌肉痛、呕吐、腹泻、出血症状等,则立即向当地的疾病预防控制机构、卫生计生行政部门报告,并按规定送定点医院治疗,采集标本开展实验室检测与排查工作。

第四,居家医学观察的密切接触者应相对独立居住,尽可能减少与共同居住人员的接触,集中观察的密切接触者应保障分室居住。

### (四) 医学观察的解除

密切接触者医学观察期间,如果其接触的疑似病例排除埃博拉出血热诊断,该病例的所有密切接触者解除医学观察。

医学观察期满时,如未出现上述症状,解除医学观察。

## 三、开展公众宣传教育

开展公众宣传教育,做好风险沟通。积极宣传埃博拉出血热的防治知识,提高公众自我防护意识,及时回应社会关切。

## 第二节　埃博拉出血热的控制

### 一、病例的诊断、转运和隔离治疗

医疗机构一旦发现留观或疑似病例后，应当将病例转运至符合条件的定点医院隔离治疗，转运工作参照《关于印发埃博拉出血热病例转运工作方案的通知》要求执行。出入境检验检疫部门发现留观病例后，按照相关规定做好病例转运工作。卫生计生部门组织定点医院和疾控机构开展留观和疑似病例的诊断、治疗和标本检测工作，定点医院负责病例的隔离治疗管理和标本采集工作。采集标本应当做好个人防护，标本应当置于符合国际民航组织规定的 A 类包装运输材料之中，按照《可感染人类的高致病性病原微生物菌（毒）种或样本运输管理规定》要求运输至具有从事埃博拉病毒相关实验活动资质的实验室。

各地要成立由临床、流行病学和实验室检测人员组成的专家组，负责病例的判定工作。根据病例的病程变化、实验室检测结果，及时做出诊断或排除。对于留观病例、疑似病例和确诊病例均要采取严格的隔离管理措施，做好医院感染预防与控制工作。加强个人防护，注意手卫生。病人的血液、体液、分泌物、排泄物等物品应当按照医疗废物处置，患者诊疗与护理应尽可能使用一次性医疗器械，使用后均按医疗废物处置。必须重复使用的医疗器械应按照有关规定消毒处理。按照规定做好标本采集、运送、检测，以及医疗废物的收集、转运、暂时贮存和集中处置。病人死亡后，应当尽量减少尸体的搬运和转运。尸体应立即消毒后用密封防渗漏物品双层包裹，及时火化。需做尸体解剖时，应当按照生物安全相关规定执行。

## 二、流行病学调查

县级疾病预防控制机构对辖区内疑似病例和确诊病例进行流行病学调查，调查内容包括：基本信息、发病与就诊情况、临床表现、实验室检查、流行病学史、密切接触者信息、诊断与转归等，具体流行病学调查方案参照第六章第二节。流行病学调查人员要严格按照相关要求做好个人防护。完成调查后，县级疾病预防控制机构应当及时将流行病学个案调查表、调查报告等资料逐级上报上级疾病预防控制机构。

## 三、医院感染预防与控制

为防止埃博拉出血热医院感染的发生，医疗机构应当根据埃博拉出血热的流行病学特点，针对传染源、传播途径和易感人群，结合实际情况，建立预警机制，制订应急预案和工作流程；应当在标准预防的基础上采取接触隔离及飞沫隔离措施；应当开展临床医务人员培训，要求医务人员掌握埃博拉出血热的诊断标准、医院感染预防与控制相关知识和技术，做好个人防护；应当针对发热病人做好预检分诊工作。临床医师应当根据患者临床症状和流行病学史进行排查，对留观、疑似和确诊病例按照相应规定报告。严格执行首诊医生负责制；埃博拉出血热患者隔离区域应当严格限制人员出入，医务人员应相对固定；应当做好医务人员防护、消毒等措施所需物资的储备，防护用品及相关物资应符合国家有关要求;应当严格遵循《医疗机构消毒技术规范》(WS/T 367—2012)的要求,做好诊疗器械、物体表面、地面等的清洁与消毒;埃博拉出血热留观病区和定点收治病区应当建立严格的探视制度,不设陪护。若必须探视时,应当严格按照规定做好探视者的个人防护。

（一）埃博拉出血热患者及密切接触者的管理

1. 埃博拉出血热患者的管理

（1）留观、疑似或确诊患者应当采取严格的接触隔离措施,实行单间隔离;非定点医院应当及时将患者转至定点医院诊治。对于疑似或确诊患者,有条件的应当安置于负压病房进行诊治。

（2）患者诊疗与护理尽可能使用一次性用品,使用后均按照医疗废物处置;必须重复使用的诊疗器械、器具和物品应先采用1 000mg/L的含氯消毒液浸泡30分钟后,再按照常规程序进行处理。患者的分泌物、排泄物、小面积污染等建议使用含消毒成分的吸湿材料覆盖并吸收后按医疗废物处置,再进行相应环境与物品的清洁、消毒;较大范围污染的,首选漂白粉覆盖,待液体吸收后清理,倒入污水处理系统。

（3）隔离病房的消毒工作应遵循《医疗机构消毒技术规范》的基本要求和原则。听诊器、体温计、血压计等医疗器具应专人专用,定期消毒。如遇污染,随时消毒。

（4）病房物体表面如床头柜、水龙头、门把手以及各种台面等,用500～1 000mg/L的含氯消毒剂或其他符合要求的表面消毒剂(如醇类消毒剂)擦拭消毒;地面每天使用500～1 000mg/L含氯消毒液湿式清扫、消毒。如遇污染,随时消毒。

(5) 患者的活动应当严格限制在隔离病房内，若确需离开隔离病房或隔离区域时，应当采取相应措施防止造成交叉感染。

(6) 患者出院、转院时应当按《医疗机构消毒技术规范》要求进行严格的终末消毒。

(7) 患者所有的废弃物应当视为医疗废物，严格按照《医疗废物管理条例》的要求，双层封扎，标识清楚。相关医疗废物应当及时密闭转运，焚烧处理。

(8) 患者死亡后，应当减少尸体的搬运和转运。尸体应当立即消毒后用密封防渗漏物品双层包裹，及时火化。

2. 医疗机构内密切接触者的管理

对医疗机构内密切接触者立即进行隔离医学观察，隔离医学观察的期限为自最后一次暴露之日起21天。

(二) 医务人员防护

医务人员应当在标准预防的基础上，严格采取接触隔离及飞沫隔离的预防措施。具体包括：

(1) 诊疗过程中，应当戴乳胶手套、医用防护口罩、面罩(护目镜)，穿防护服、防水靴或者密封的鞋和鞋套等个人防护用品，避免无防护接触患者的血液、体液、分泌物、排泄物或受到其血液、体液、排泄物污染的物品及环境；尽量减少针头及其他锐器的使用，执行安全注射，正确处理锐器，严格预防锐器伤。

(2) 医务人员进出隔离病房时，应当遵循《医院隔离技术规范》(WS/T 311—2009)的有关要求，严格按照相应的流程，正确穿脱防护用品，重点注意做好眼睛、鼻腔、口腔黏膜的防护。穿脱个人防护用品时，为减少和避免脱卸过程可能的污染，建议先戴口罩再戴帽子，确保在脱卸时能最后摘除口罩；护目镜和防护面罩应在穿防护服前完成，脱卸时要先脱防护服再脱卸脸面部防护用品。使用后的一次性使用防护用品严格按照医疗废物处置，可以复用的防护用品严格遵循消毒与灭菌的流程。

(3) 医务人员应当严格遵循《医务人员手卫生规范》(WS/T313—2009)要求，及时正确进行手卫生。

(4) 医务人员暴露于患者的血液、体液、分泌物或排泄物时，应当立即用清水或肥皂水彻底清洗皮肤，再用0.5%碘伏消毒液或75%洗必泰醇擦拭消毒；黏膜应用大量生理盐水冲洗或0.05%碘伏冲洗；发生锐器伤时，应当及时按照锐器伤的处理流程进行处理；暴露后的医务人员按照密切接触者进行隔离医学观察。

(5) 采集标本时应当做好个人防护。标本转运应当按照A类感染性物质包装运输要求进行，即应当置于符合规定的具有生物危险标签、标识、运输登记表、警告用语和提示用语的容器内，容器应置于具有防水、防破损、防渗漏、耐高温、耐高压的外包装中，主容器与外包装间填充足够的吸附材料。标本由专人、专车护送至卫生计生行政部门指定的专门实验室检验，护送过程中应当采取相应的防护措施。

(6) 应当对参与患者诊治的医务人员进行健康监测，一旦出现疑似症状或感染症状，应当立即进行隔离、诊治并报告。

## 第三节 埃博拉出血热的消毒

消毒是杀灭传播媒介上的病原微生物,切断传播途径,预防和控制传染病发生和流行的重要措施。应对埃博拉出血热密切接触者居住的场所进行预防性消毒,对留观、疑似或确诊患者的病房进行随时消毒,患者出院、转院或死亡时应进行严格的终末消毒。

### 一、消毒的种类

疾病预防控制工作中的消毒,可分为预防性消毒与疫源地消毒。预防性消毒(Preventive disinfection)是指在未发现传染源的情况下,对有可能被病原微生物污染的物品、场所和人体等进行的消毒。例如,公共场所消毒、运输工具消毒、餐具消毒、饮水消毒、饭前便后洗手、粪便污水无害化处理和皮毛原料的消毒等,都属于预防性消毒。疫源地消毒(Disinfection of epidemic focus)是指在有传染源(患者或带菌者)的情况下所进行的消毒。传染病医院对患者分泌物、排泄物、污染物品和病室等进行的消毒,以及疾病预防与控制部门对患者居所所进行的消毒,都属于这一类措施。疫源地消毒可分为随时消毒与终末消毒。随时消毒(Concomitant disinfection)是指为及时杀灭或清除由传染源排出的病原微生物而进行的消毒。终末消毒(Terminal disinfection)则是指传染源因住院、隔离、病愈或死亡后,对其原居住地点的消毒。及时进行终末消毒,杀灭或清除传染源排出的病原微生物,是消灭疫源地的一个重要措施。

在疫情防控中,主要采用化学消毒法杀灭环境中的致病微生物。常用消毒剂按其化学成分分为:① 含氯消毒剂;② 过氧化物类消毒剂;③ 醛类消毒剂;④ 杂环类气体消毒剂;⑤ 醇类消毒剂;⑥ 季铵盐类消毒剂;⑦ 酚类消毒剂;⑧ 其他双胍类、酸碱类等。化学消毒的用药方法,可用消毒剂溶液浸泡、擦拭或喷洒,也可用其气体或烟雾进行熏蒸,还可直接用其粉末进行处理。化学消毒方法的多样化为各种对象的消毒提供了有利条件。常用消毒剂的性质及使用方法见表 7-1。

**表 7-1　常用消毒剂的性质及使用方法**

| 名称 | 主要性状 | 浓　度 | 用　途 |
|---|---|---|---|
| 来苏儿 | 杀菌力强于石炭酸,腐蚀性及毒性则较低 | 2% ~5% | 供手术部位、用具、痰、绷带等的消毒 |
| 新洁尔灭 | 易溶于水,刺激性小,稳定,对芽胞无效,遇肥皂或其他合成洗涤剂作用减弱 | 0.05% ~0.1% | 皮肤、黏膜消毒 |
| 过氧乙酸 | 高效消毒剂,可杀灭各种微生物 | 0.04% ~0.5% | 用于环境和物品消毒 |
| 洗必泰 | 略溶于水,溶于醇,禁忌与升汞配伍 | 0.02% ~0.05% 水溶液 | 皮肤消毒 |
| 醋酸 | 浓烈醋味 | 5 ~ 10 毫升/立方米加等量水蒸发 | 消毒房间,控制呼吸道感染 |
| 高锰酸钾 | 强氧化剂、稳定 | 0.1% | 蔬菜,水果消毒 |
| 漂白粉 | 白色粉末,有效氯易挥发,有氯味,腐蚀金属、棉织品、刺激皮肤,易潮解 | 乳状液:1.0% ~20%乳状液放置24 小时后取上清液 | 乳状液用于地面、厕所及排泄物消毒。澄清液用于空气、物品表面(喷雾) |

续表

| 名称 | 主要性状 | 浓　度 | 用　途 |
|---|---|---|---|
| 次氯酸钠 | 液体，如84消毒液，有效氯易挥发，有氯味，腐蚀金属、棉织品，刺激皮肤 | 250～1 000毫克/升 | 用于饮用水、环境和物品消毒 |
| 三氯异氰尿酸 | 白色粉末或片剂，有效氯易挥发，有氯味，腐蚀金属、棉织品，刺激皮肤，易潮解 | 250～1 000毫克/升 | 用于环境和物品消毒 |
| 碘酒 | 刺激皮肤 | 2.0%～2.5%碘酒(酊) | 皮肤消毒 |
| 碘伏 | 中效消毒剂，消毒效果可靠，对皮肤无刺激 | 500～2 000毫克/升 | 用于皮肤黏膜消毒 |
| 酒精 | 消毒力不强，对芽胞无效 | 70%～75% | 皮肤、体温表消毒 |
| 二溴海因 | 高效广谱，可杀灭各种微生物 | 消毒片和消毒粉含有效溴50%，每片（1克）或每克粉剂含有效溴500毫克 | 用作浸泡、擦拭或喷雾消毒，用量500～1 000毫克/升，作用10～30分钟。用于环境和物品消毒 |

## 二、常用消毒方法

### （一）煮沸消毒法

1. 适用范围

餐(饮)具、服装、被单等耐湿、耐热物品的消毒。

2. 操作方法及注意事项

煮锅内的水应将物品全部淹没。水沸开始计时，持续15～30min。计时后不得再新加入物品，否则持续加热时间应从重新加入物品再次煮沸时算起。亦可用0.5%肥皂水，或1%碳酸钠溶液代替清水，以增强消毒效果。

（二）消毒剂溶液浸泡消毒法

1. 适用范围

餐（饮）具、服装、污染的医疗用品等的消毒。

2. 操作方法及注意事项

消毒剂溶液应将物品全部浸没。对导管类物品，应使管腔内也充满消毒剂溶液。作用至规定时间后，取出用清水冲净，晾干。根据消毒剂溶液的稳定程度和污染情况，及时更换所用溶液。

（三）消毒剂溶液擦拭消毒法

1. 适用范围

家具表面的消毒。

2. 操作方法及注意事项

用布浸以消毒剂溶液，依次往复擦拭被消毒物品表面。必要时，在作用至规定时间后，用清水擦净以减轻可能引起的腐蚀作用。

（四）消毒剂溶液喷雾消毒法

1. 适用范围

室内空气、居室表面和家具表面的消毒。

2. 操作方法及注意事项

（1）普通喷雾消毒法：用普通喷雾器进行消毒剂溶液喷雾，以使物品表面全部润湿为度，作用至规定时间。喷雾顺序宜先上后下，先左后右。喷洒有刺激性或腐蚀性消毒剂时，消毒人员应戴防护口罩和眼镜，并将食品、食(饮)具及衣被等物收放好。

(2) 气溶胶喷雾消毒法：喷雾时，关好门窗，喷距以消毒剂溶液能均匀覆盖在物品表面为度。喷雾结束 30～60min 后，打开门窗，散去空气中残留的消毒剂雾粒。对消毒人员和物品的防护，同普通喷雾消毒法，尤其应注意防止消毒剂气溶胶进入呼吸道。

(五) 环氧乙烷简易薰蒸消毒法

1. 适用范围

棉衣、书信、皮革制品、电器及电子设备等耐湿、热和易被腐蚀物品的消毒。

2. 操作方法及注意事项

将物品放入丁基橡胶消毒袋中，排尽袋中空气，扎紧袋口。通入环氧乙烷气体。待作用至规定时间(16～24h)，于通风处打开消毒袋，取出物品，使残留环氧乙烷自然消散。环氧乙烷为易燃易爆药品，使用过程中室内不得有明火或产生电火花。本法不得用于对房间的消毒。

## 三、各种污染对象消毒方法

(一) 地面、墙壁、门窗

用0.2%～0.5% 过氧乙酸溶液或 5000～1 000mg/L 有效氯含氯消毒剂溶液喷雾。地面消毒先由外向内喷雾一次，喷药量为 200～300mL/$m^2$，待室内消毒完毕后，再由内向外重复喷雾一次。以上消毒处理，作用时间应不少于 60min。

(二) 空气

房屋经密闭后，每立方米用 15% 过氧乙酸溶液 7mL

(1g/m$^3$),对细菌芽胞的污染用 20 mL(3g/m$^3$),放置瓷或玻璃器皿中加热蒸发,薰蒸 2h,即可开门窗通风。或以 2% 过氧乙酸溶液(8mL/m$^3$)气溶胶喷雾消毒,作用 30 ~ 60min。

(三) 衣服、被褥

耐热、耐湿的纺织品可煮沸消毒 30min,或用流通蒸汽消毒 30min,或用 250 ~ 500mg/L 有效氯的含氯消毒剂浸泡 30min。

(四) 病人排泄物和呕吐物

稀薄的排泄物或呕吐物,每 1 000mL 可加 20 000mg/L 有效氯含氯消毒剂溶液 2 000mL ,搅匀放置 2h。无粪的尿液每 1 000mL 加入次氯酸钙 1.5g 或 10 000mg/L 有效氯含氯消毒剂溶液 100mL 混匀放置 2h。成形粪便可用 50 000mg/L有效氯含氯消毒剂溶液 2 份加于 1 份粪便中,混匀后,作用 2h。

(五) 餐(饮)具

首选煮沸消毒 15 ~ 30min,或流通蒸汽消毒 30min。也可用 0.5% 过氧乙酸溶液或 250 ~ 500mg/L 有效氯含氯消毒剂溶液浸泡 30min 后,再用清水洗净。

(六) 盛排泄物或呕吐物的容器

可用 5 000mg/L 有效氯含氯消毒剂溶液或 0.5% 过氧乙酸溶液浸泡 30min,浸泡时,消毒液要漫过容器。

(七) 物品、玩具

可用 0.2% ~0.5% 过氧乙酸溶液或 500 ~ 1 000mg/L 有效氯含氯消毒剂进行浸泡、喷洒或擦洗消毒。布制玩具尽量做焚烧处理。

(八) 手与皮肤

用 0.5% 碘伏溶液(含有效碘 5 000mg/L)或 0.5% 氯

己定醇溶液涂擦，作用1～3min。也可用75%乙醇或0.1%苯扎溴铵溶液浸泡1～3min。必要时，用0.2%过氧乙酸溶液浸泡，或用0.2%过氧乙酸棉球、纱布块擦拭。

（九）病人尸体

病人的尸体用1 000～2 000mg/L有效氯含氯消毒剂或0.5%过氧乙酸溶液浸湿的布单严密包裹（图7-1），口、鼻、耳、肛门、阴道要用浸过0.5%过氧乙酸的棉球堵塞后尽快火化。

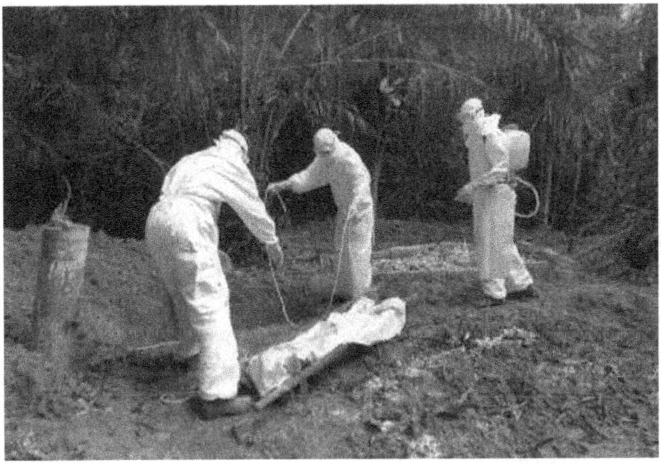

图7-1 尸体喷雾消毒

（十）运输工具

车、船内外表面和空间，可用0.5%过氧乙酸溶液或10 000mg/L有效氯含氯消毒剂溶液喷洒至表面湿润，作用60min。密封空间，可用过氧乙酸溶液熏蒸消毒，每立方米用15%过氧乙酸7mL（$1g/m^3$），蒸发熏蒸消毒2h。对密闭空间还可用2%过氧乙酸进行气溶胶喷雾，用量为$8mL/m^3$，作用60min。

（十一）厕所

厕所的四壁和地面的消毒，方法同“（一）地面、墙壁、门窗”。粪坑内的粪便加含氯消毒剂干粉或溶液（使有效氯作用浓度为20 000mg/L），搅匀作用12～24h。

（十二）垃圾

可燃物质尽量焚烧，也可喷洒10 000mg/L有效氯含氯消毒剂溶液，作用60min以上。消毒后深埋。

## 三、疫源地消毒

（一）疫源地消毒原则

1. 消毒时期　为减少传播机会，接到疫情报道后，城市应在6小时内，农村应在12小时内落实消毒措施。

2. 消毒范围和对象的确定　应以传染病排出病原体可能污染的范围为依据确定消毒范围和对象。

3. 消毒持续时间　应以传染病流行情况和病原体监测结果为依据。

4. 消毒方法的选择　应以消毒因子的性能、消毒对象、病原体种类为依据。尽量避免破坏消毒对象的使用价值和造成环境的污染。

5. 疑似传染病疫源地消毒　可按疑似的该类传染病疫源地进行消毒处理。

6. 对不明原因的传染病疫源地的消毒　应根据流行病学指征确定消毒范围和对象，采取最严格的消毒方法进行处理。

7. 注意与其他传染病控制措施配合　搞好传染病的管理，疫区的封锁、隔离，杀蝇、防蝇，灭鼠、防鼠，灭蚤，搞好饮用水、污水、食品的消毒及卫生管理，搞好环境卫生，加强易感人群保护。

8. 填报消毒工作记录,进行消毒效果评价。

(二) 疫点的随时消毒

1. 疾病预防控制机构的消毒人员接到患者诊断与消毒通知单后,应立即派人到疫点指导随时消毒,必要时提供所需消毒剂与器械。

2. 在病家,随时消毒由病人的陪护或病人所在单位派人进行。在医院中,随时消毒由医院安排专职人员进行。

3. 交给病家使用的消毒剂,应标明名称和使用方法。

4. 对病人应根据病情做到"三分开"与"六消毒"。

"三分开"是指:① 分住室;② 分饮食;③ 分生活用具(包括餐具、洗漱用具、便盆、痰罐等)。

"六消毒"是指:① 消毒分泌物或排泄物(如呼吸道传染病主要为口鼻分泌物,肠道传染病主要为粪便,接触性传染病主要为脓液、痂皮等);② 消毒生活用品或用具;③ 消毒双手;④ 消毒衣服、被单;⑤ 消毒患者居室;⑥ 消毒生活污水。

5. 病人的陪伴和护理人员,除做好病人的随时消毒外,应做好本人的卫生防护。特别在护理病人后,应消毒双手。

6. 消毒指导人员与负责随时消毒人员,应共同填写疫点消毒工作记录(表 7-2),及时上报。必要时,采样进行消毒效果检测与评价。

表 7-2　疫点消毒工作记录

编号：

| | | | | |
|---|---|---|---|---|
| 患者姓名： | | | | |
| 传染病诊断名称： | | 确诊日期： | | |
| 转移类别：住院　转院　迁居　痊愈　死亡 | | | | |
| 消毒地点： | | | | |
| 通知消毒单位： | | 联系人： | | 电话： |
| 通知消毒日期：　年　月　日　时 | | | | |
| 完成消毒日期：　年　月　日　时 | | | | |
| 对象 | 消毒因子 | 作用浓度或强度 | 作用时间(min) | 消毒方式 |
| | | | | |

备注：1. 消毒剂名称：　有效成分含量：　失效期限：

2. 应用浓度的配制：

执行消毒单位：

执行消毒人员：　填表日期：

（三）疫点的终末消毒

1. 消毒的执行

（1）必须在当地疾病预防控制和监督机构的监督指导下，由有关单位和个人及时进行消毒处理，或由疾病预防控制和监督机构负责进行终末消毒。

（2）在医院中对传染病病人的终末消毒由医院安排专职人员进行。

2. 消毒程序

(1) 消毒人员接到传染病消毒通知后,应在规定时间内迅速赶赴疫点开展终末消毒工作。

(2) 在出发前,应检查所需消毒用具、消毒剂和防护用品,做好准备工作。

(3) 消毒人员到达疫点,首先查对门牌号和病人姓名,并向有关人员说明来意,做好防疫知识宣传,禁止无关人员进入消毒区域内。

(4) 脱掉外衣,放在自己带来的布袋中(不要放在污染或可能受到污染的地方)。更换隔离服、胶鞋、戴上口罩、帽子。如用过氧乙酸或含氯制剂时,须戴防护眼镜。

(5) 做好个人防护后,仔细了解病员患病前和患病期间居住的房间、活动场所,用过的物品、家具,吐泻物、污染物倾倒或存放地点,以及污水排放处等,以便确定消毒范围,并根据不同对象及其污染情况,选择适宜的消毒方法。

(6) 进入疫点时,应先消毒有关通道。

(7) 测量污染范围内需消毒的房屋及地面以及需消毒的污水量。

(8) 必要时,检验人员对不同消毒对象进行消毒前采样。

(9) 消毒前应关闭门窗,将水缸盖好,将未被污染的贵重衣物、饮食类物品、名贵字画及陈列物品收藏好。

(10) 如系呼吸道传染病,可使用气溶胶喷雾、压缩式喷雾器喷雾或消毒剂熏蒸法对室内空气进行消毒。

(11) 如系肠道传染病,在关闭门窗前,应先于室内灭蝇,然后再进行其他消毒。肠道传染病疫区消毒程序原则:

先采样检测，后进行消毒；先喷洒消毒表面，后浸泡消毒物品；先喷雾脚下通道，后喷洒污染区域；先喷洒墙壁，后喷洒物品；先消毒重点污染区，后消毒一般污染区；先消毒饮用水，后消毒污水；先消毒呕吐物，后消毒粪便。

（12）消毒室内地面、墙壁、家具和陈设物品时，应按照先上后下，先左后右，依次进行。

（13）病人用过的餐（饮）具的消毒，病人污染的衣物若不能集中在消毒站消毒时，可在疫点进行煮沸或浸泡消毒。做浸泡消毒时，必须使消毒液浸透被消毒物品。作擦拭消毒时，必须反复擦拭 2 ~ 3 次。对污染重、经济价值不大的物品，如废弃物等，征得病家同意后进行焚烧。

（14）室内消毒后，必要时对厕所、垃圾、下水道口、自来水龙头或饮用水井等进行消毒。

（15）对病人密切接触者进行卫生处理。

（16）疫点消毒工作完毕后，先对消毒人员的衣物、胶靴喷洒消毒后再脱下。衣物脱下，将污染面向内卷在一起，放在布袋中带回消毒。将所用消毒工具表面以消毒剂进行擦拭消毒。

（17）到达规定的消毒作用时间后，检验人员对不同消毒对象进行消毒后采样。

（18）填写疫点终末消毒工作记录（见表 7-3 和表 7-4）。

（19）离开病人居所前，告诉病人开窗通风，擦拭打扫。

3. 消毒执行人员注意事项

（1）在出发前检查应携带的消毒工具是否齐备无故障，消毒剂是否齐全够用。

（2）应主动取得病人和相关人员的配合。选择消毒因子时，应尽量采用物理法消毒。在用化学法消毒时应尽量选择对相应致病微生物杀灭作用良好，对人、畜安全，对物品损害轻微，对环境影响小的消毒剂。

(3) 在消毒过程中，不得吸烟、饮食。要注意自我保护，既要防止或减少受到消毒因子的伤害又要避免受到微生物感染。更不要随便走出消毒区域。同时应禁止无关人员进入消毒区内。

(4) 消毒人员在工作时应认真细致，有条不紊，突出重点。凡应消毒的物品，不得遗漏。严格区分已消毒和未消毒的物品，勿使已消毒的物品被再次污染。

(5) 消毒完毕以后，消毒人员携回的污染工作衣物应立即分类做最终消毒。清点所消耗的药品器材，加以整修、补充。填好的消毒记录应及时上报。

4. 疫点消毒面积与体积的测量和计算

(1) 测量方法：取卷尺，一人牵卷尺一端，固定在墙壁一角，另一人拉动卷尺测出室内墙壁的周长(m)。在测算面积时，除空气传播传染病对墙壁消毒的高度需到顶外，其他传染病消毒墙壁，高度均为2m。

(2) 四面墙壁面积：周长×高($m^2$)

(3) 地面面积：长×宽($m^2$)

(4) 房屋体积：长×宽×高($m^3$)

(5) 外环境消毒后对实际消毒面积的计算：

$$A=\frac{B}{C}\times D$$

$A$：实际消毒面积($m^2$)；$B$：药桶盛药量(L)；$C$：单位面积喷药量($L/m^2$)；$D$：桶数。

5. 疾病预防机构必要的消毒装备

(1) 消毒工具：常量喷雾器、气溶胶喷雾器、配药桶

(10L)、刻度量杯(筒)、称或天平、工具箱、消毒车。

(2) 防护用品:工作服、隔离服、防护眼镜、口罩、防鼠疫口罩、帽子、手套、长筒胶靴、毛巾。

(3) 消毒剂:过氧乙酸、含氯消毒剂、碘伏、皮肤消毒盒(瓶)等。

(4) 其他用品:污物袋、手电筒、皮卷尺、雨衣、长柄毛刷、装工作衣的布袋(30cm×30cm×40cm)、肥皂盒。

**表 7-3　疫点随时消毒工作记录**

编号:

患者姓名:

传染病诊断名称:　　　　诊断日期:

消毒地点:

消毒处理对象:

| 消毒日期 | 对象 | 消毒因子 | 作用浓度或强度 | 作用时间(min) | 消毒方式 |
| --- | --- | --- | --- | --- | --- |
| | | | | | |

备注:1. 消毒剂名称:　　有效成分含量:　　失效期限:

2. 应用浓度的配制:

执行消毒单位:

执行消毒人员:　　　　填表日期:

**表 7-4　疫点终末消毒效果检验记录**

编号：

患者姓名：　　　　　传染病诊断名称：
消毒地点：
通知消毒单位：　　　　　联系人：　　　　　电话：
消毒时间：　　　年　　　月　　　日　　　时

| 样本名称 | 消毒前样本 | | | 消毒后样本 | | |
|---|---|---|---|---|---|---|
| | 编号 | 采样时间 | 结果 | 编号 | 采样时间 | 结果 |
| | | | | | | |

完成检验时间：　　　　　检验单位：
填报日期：　　　　　检验人员：　　　　　复核人：

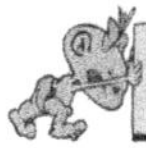

## 第四节　埃博拉出血热的个人防护

埃博拉出血热主要通过接触患者或感染动物的血液、体液、分泌物和排泄物及其污染物等而感染。在职业上，医务人员感染的风险极高。在早期某次非洲埃博拉出血热疫情中，医院中的医生和护士感染率分别为 50% 和 100%。

据WHO的数据,2014年西非埃博拉出血热疫情中,截至11月23日,已有592名医护人员感染,其中340人死亡。另一报告中,医务人员患者占患者总数的11.1%。在开展埃博拉出血热防控工作各环节中,应加强个人防护。训练正确使用防护装备以及严格遵循感染预防和控制规程是绝对必要的。

## 一、个人防护措施

接触或可能接触埃博拉出血热留观、疑似或确诊病例及其污染环境的所有人员均应做好个人防护。

1. 手卫生

所有人员日常工作中均应加强手卫生措施,进入污染区域戴手套和穿个人防护装备前,对患者进行无菌操作前,有可能接触患者血液、体液及其污染物品之后,离开污染区域、脱去个人防护装备后均应执行手卫生措施。

2. 手部防护

进入污染区域、进行诊疗活动和实验室操作时,至少需佩戴一层一次性使用医用橡胶检查手套(以下简称一次性手套),搬运有症状患者和尸体、进行环境清洁消毒或医疗废物处理时,加戴长袖橡胶手套,在接触不同患者、手套污染严重或手套破损时及时更换并进行手卫生。

3. 面部和呼吸道防护

进入污染区域时,至少佩戴医用外科口罩。与病人近距离(1m以内)接触,或进行可能产生气溶胶、液体喷溅的操作时,呼吸道有被血液、体液、分泌物、排泄物及气溶胶等污染的风险,应戴N95级别或以上的医用防护口罩,每次佩戴前应做密合性检查;眼睛、眼结膜及面部有被血液、体液、分泌物、排泄物及气溶胶等污染的风险时，应戴防护眼罩或防护面屏。

4. 皮肤防护

预计接触患者产生的血液、体液、分泌物、排泄物及气溶胶飞沫时需穿医用一次性防护服，在接触大量血液、体液、呕吐物、排泄物时应加穿防水围裙。

5. 足部防护

进入污染区域时，穿覆盖足部的密闭式防穿刺鞋（以下简称工作鞋）和一次性防水靴套，若环境中有大量血液、体液、呕吐物、排泄物时应穿长筒胶靴。

## 二、手卫生操作流程

### （一）洗手方法

1. 在流动水下，使双手充分淋湿。

2. 取适量皂液均匀涂抹至整个手掌、手背、手指和指缝。

3. 按下图六步洗手法认真揉搓双手至少15秒钟，应注意清洗双手所有皮肤，包括指背、指尖和指缝。

4. 在流动水下彻底冲净双手，用一次性纸巾擦干，取适量护手液护肤。非感应式水龙头采用一次性纸巾开关龙头。

### （二）快速手消毒方法

1. 取适量快速手消毒剂，均匀涂抹至整个手掌、手背、手指和指缝。

2. 按下图六步洗手法认真揉搓双手至干燥，整个过程持续30秒钟左右，应注意双手所有皮肤，包括指背、指尖和指缝（图7-2）。

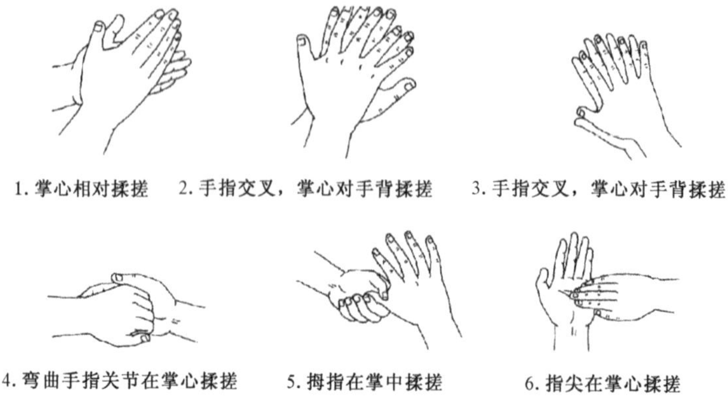


图 7-2　六步洗手法

## 三、不同暴露风险等级的防护措施

根据可能的暴露风险等级，采取相应的防护措施。

1. 低风险

对预计不会直接接触患者或患者的血液、体液、呕吐物、排泄物及其污染物品的人员，做好标准预防措施。

（1）适用对象　污染区域外的一般医务人员或其他辅助人员，或在患者转运、诊疗、流调过程中预计不会接触患者或患者的血液、体液、呕吐物、排泄物及其污染物品的工作人员，如对密切接触者进行服务的流调人员、工作组织者、司机、翻译和引导员等。

（2）防护装备　工作服、工作鞋、一次性工作帽和一次性外科口罩。

2. 中风险

直接接触患者或可能接触患者少量血液、体液、呕吐物、排泄物及其污染物品的人员，采用加强防护措施。

（1）防护对象　如对患者进行一般性诊疗工作的医务

人员，近距离（1m以内）接触患者的流调人员、标本采集人员、实验室检测人员、清洁消毒人员、转运患者的医务人员。

（2）防护装备　一次性工作帽、防护眼罩或防护面屏、医用防护口罩（N95及以上）、医用一次性防护服、一次性手套、工作鞋、一次性防水靴套。

3. 高风险

可能接触大量患者血液、体液、呕吐物、排泄物等，或实施侵入性操作或易产生大量气溶胶操作的医务人员，采取严密防护措施。

（1）防护对象　进行气管切开、气管插管、吸痰等操作的医务人员，进行尸体解剖的人员，搬运患者或尸体人员，实验室离心操作人员，进行大量血液、体液、排泄物、分泌物或污染物品操作的医务人员和清洁消毒人员。

（2）防护装备　一次性工作帽、防护面屏、防护口罩（N95及以上）、医用一次性防护服、一次性手套、长袖橡胶手套、工作鞋、一次性防水靴套、长筒胶靴、防水围裙等，戴全面型自吸过滤式呼吸器或动力送风呼吸器。

## 四、个人防护装备选用及穿脱顺序

### （一）留观、疑似和确诊病例转运人员

1. 防护装备

一次性工作帽、一次性手套、防护眼罩或防护面屏、医用防护口罩（N95及以上）、医用一次性防护服、工作鞋、一次性防水靴套。如患者需要搬运，建议穿戴长袖橡胶手套和防水围裙。如环境中有大量体液、血液、呕吐物、排泄物，改穿长筒胶靴。

2. 穿戴顺序

① 更换个人衣物；② 一次性工作帽；③ 医用防护口罩（N95 及以上）；④ 防护眼罩；⑤ 手卫生；⑥ 一次性手套；⑦ 医用一次性防护服（如使用防护面屏，戴在医用一次性防护服外）；⑧ 工作鞋和一次性防水靴套或长筒胶靴；⑨ 长袖橡胶手套。

3. 脱摘顺序

① 外层橡胶手套更换为一次性手套；② 防水围裙（如穿戴）；③ 一次性防水靴套（如穿长筒胶靴，先脱长筒胶靴，更换为工作鞋）；④ 医用一次性防护服（如使用防护面屏，则先行摘掉）；⑤ 外层一次性手套；⑥ 里层手套消毒；⑦ 防护眼罩、医用防护口罩（N95 及以上）；⑧ 一次性工作帽；⑨ 内层一次性手套，手卫生；⑩ 换回个人衣物。

（二）尸体处理人员

1. 防护装备

一次性工作帽、一次性手套和长袖橡胶手套、全面型自吸过滤式呼吸器或动力送风呼吸器、医用一次性防护服和防水围裙（或化学防护服）、长筒胶靴。当工作时间较长或较耗体力时，建议选用动力送风呼吸器。

2. 穿戴顺序

① 更换个人衣物；② 一次性工作帽；③ 全面型自吸过滤式呼吸器；④ 手卫生后戴一次性手套；⑤ 医用一次性防护服和防水围裙或化学防护服；⑥ 动力送风呼吸器（若选择动力送风呼吸器，省略步骤③）；⑦ 长筒胶靴；⑧ 长袖橡胶手套。

3. 脱摘顺序

① 外层长袖橡胶手套更换为一次性手套；② 防水围

裙；③ 长筒胶靴更换为工作鞋；④ 动力送风呼吸器（如穿戴）；⑤ 医用一次性防护服或化学防护服；⑥ 外层一次性手套；⑦ 里层手套消毒；⑧ 全面型自吸过滤式呼吸器（若选择全面型自吸过滤式呼吸器，省略步骤④）、一次性工作帽；⑨ 内层一次性手套，手卫生；⑩ 换回个人衣物。

（三）环境清洁消毒人员

当环境中存在大量患者血液、体液、呕吐物、排泄物及其污染物品时，个人防护参见尸体处理人员，使用全面型自吸过滤式呼吸器或动力送风呼吸器时，根据消毒剂种类选配尘毒组合的滤毒盒或滤毒罐。其他污染环境清洁消毒参见后文隔离病房工作人员。

（四）隔离病房工作人员

1. 防护装备

一次性工作帽、双层一次性手套、防护眼罩或防护面屏、医用防护口罩（N95 及以上）、医用一次性防护服、工作鞋、一次性防水靴套。如环境中有大量体液、血液、呕吐物、排泄物，加穿防水围裙、长筒胶靴；如进行产生大量气溶胶的操作（引起咳嗽的或产生气溶胶的支气管镜检、气管内插管、气道抽吸、使用呼吸面罩进行正压通气或使用气溶胶发生式的或喷雾式治疗、病人被服等织物整理等），宜佩戴全面型自吸过滤式呼吸器或动力送风呼吸器等。

2. 穿戴顺序

① 更换个人衣物；② 一次性工作帽；③ 医用防护口罩（N95 及以上）；④ 防护眼罩；⑤ 手卫生后戴一次性手套；⑥ 医用一次性防护服（如使用防护面屏，则戴在防护服外）；⑦ 工作鞋、一次性防水靴套；⑧ 外层一次性手套。

3. 脱摘顺序

① 更换外层一次性手套；② 一次性防水靴套；③ 医用一次性防护服（如使用防护面屏，则先行摘掉）；④ 外层一次性手套；⑤ 里层一次性手套消毒；⑥ 防护眼罩；⑦ 医用防护口罩（N95 及以上）；⑧ 一次性工作帽；⑨ 内层一次性手套，手卫生；⑩ 换回个人衣物。

（五）标本采集人员

1. 防护装备

一次性工作帽、双层一次性手套、防护眼罩或防护面屏、医用防护口罩（N95 及以上）、医用一次性防护服、工作鞋、一次性防水靴套。必要时，可加穿防水围裙、全面型自吸过滤式呼吸器等。

2. 穿戴顺序

① 更换个人衣物；② 一次性工作帽；③ 医用防护口罩（N95 及以上）或全面型自吸过滤式呼吸器；④ 防护眼罩（如选择全面型自吸过滤式呼吸器时无须佩戴）；⑤ 手卫生；⑥ 一次性手套；⑦ 医用一次性防护服（如使用防护面屏，则戴在防护服外；必要时，可加穿防水围裙）；⑧ 工作鞋、一次性防水靴套；⑨ 外层一次性手套。

3. 脱摘顺序

① 更换外层一次性手套；② 一次性防水靴套；③ 医用一次性防护服（如使用防护面屏，则先行摘掉）；④ 外层一次性手套；⑤ 里层一次性手套消毒；⑥ 防护眼罩；⑦ 医用防护口罩（N95 及以上）或全面型自吸过滤式呼吸器；⑧ 一次性工作帽；⑨ 里层一次性手套，手卫生；⑩ 换回个人衣物

（六）生物安全实验室

1. 防护装备

一次性工作帽、防护眼罩或防护面屏、医用防护口罩（N95及以上）或动力送风呼吸器、医用一次性防护服、双层一次性手套、工作鞋、一次性防水靴套。必要时，可加穿防水围裙等。

个人防护装备穿脱的地点应根据本实验室布局和标准操作流程进行。

2. 穿戴顺序

（1）进入第一更衣间：① 更换个人衣物；② 里层贴身工作服；③ 一次性工作帽和实验室拖鞋；④ 里层一次性手套；⑤ 医用防护口罩（N95级以上）；⑥ 防护眼罩（如使用动力送风呼吸器，省略步骤⑥）；⑦ 医用一次性防护服；⑧ 外层一次性手套；

（2）进入第二更衣间：① 脱去拖鞋，换工作鞋；② 一次性防水靴套；

（3）进入缓冲间：动力送风呼吸器；

（4）进入工作区。

3. 脱摘顺序

（1）实验结束，完成消毒清场等工作后，在核心区更换外层一次性手套；

（2）进入缓冲区：① 动力送风呼吸器（如未使用动力送风呼吸器，到下一步）；② 医用一次性防护服及鞋套；③ 外层一次性手套；

（3）进入第二更衣间：① 防护眼罩；② 医用防护口罩（N95及以上）；③ 一次性工作帽；④ 内层一次性手套；⑤ 里层贴身工作服；⑥ 工作鞋；⑦ 进入淋浴间淋浴；

(4) 进入第一更衣室更换个人衣物。

(七) 流行病学调查人员

对密切接触者调查采取标准防护，佩戴一次性工作帽、医用外科口罩、工作服、一次性手套。对疑似病例或确诊病例调查时个人防护参见本节(四)隔离病房工作人员。

## 五、个体防护装备技术参数及佩戴方法

(一) 呼吸防护

1. 医用外科口罩

(1) 性能要求：应符合《医用外科口罩技术要求》(YY0469—2004)。

(2) 使用注意事项：①医用外科口罩不能应用于可能存在埃博拉病毒气溶胶场所；②医用外科口罩为一次性使用产品，口罩受到液体喷溅时应及时更换；③使用时应分清口罩内外面，一般鼻夹结构在外面。

2. 医用防护口罩(N95及以上)

(1) 性能要求：应符合《医用防护口罩技术要求》(GB19083—2010)。

(2) 医用防护口罩佩戴方法。

折叠式医用防护口罩：① 面向口罩无鼻夹的一面，使鼻夹位于口罩上方。用手扶住口罩固定在面部，将口罩抵住下巴；② 将上方头带拉过头顶，置于头顶上方；③ 将下方头带拉过头顶，置于颈后耳朵下方；④ 将双手手指置于金属鼻夹中部，一边向内按压一边顺着鼻夹向两侧移动指尖，直至将鼻夹完全按压成鼻梁形状为止，仅用单手捏口罩鼻夹可能会影响口罩的密合性；⑤ 佩戴气密性检查(图7-3)。

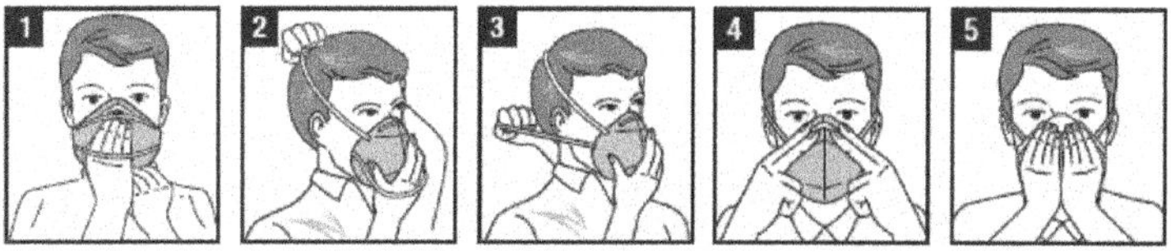

图 7-3　折叠式医用防护口罩佩戴方法

杯罩式医用防护口罩：① 用手托住口罩，使鼻夹位于指尖，让头带自然垂下；② 使鼻夹朝上，用口罩托住下巴。将上头带拉过头顶，放在脑后较高的位置，将下头带拉过头顶，放在颈后耳朵以下的位置；③将双手指尖放在金属鼻夹顶部，用双手，一边向内按压，一边向两侧移动，塑造鼻梁形状（用单手捏鼻夹会导致密合不当，降低口罩防护效果；请使用双手）；④佩戴气密性检查（图 7-4）。

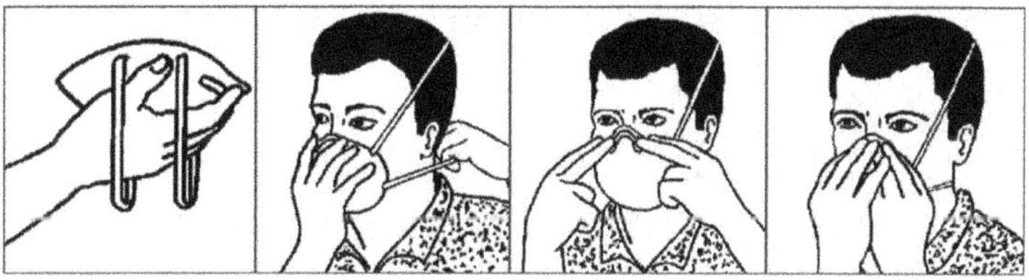

图A　图B　图C　图D

图 7-4　杯罩式医用防护口罩佩戴方法

（3）医用防护口罩佩戴气密性检查方法：① 双手捂住口罩快速呼气（正压检查方法）或吸气（负压检查方法），应感觉口罩略微有鼓起或塌陷；若感觉有气体从鼻梁处泄漏，应重新调整鼻夹，若感觉气体从口罩两侧泄漏，进一步调整头带位置；② 若无法取得密合，不要佩戴口罩进入危险区域，应寻求主管人员的帮助。

（4）医用防护口罩脱除方法：① 不要触及口罩，用手慢慢地将颈部的下头带从脑后拉过头顶；② 拉上头带摘除口罩，不要触及口罩；③ 如佩戴眼镜或帽子，请在摘下口罩前摘下眼镜或帽子（图7-5）。

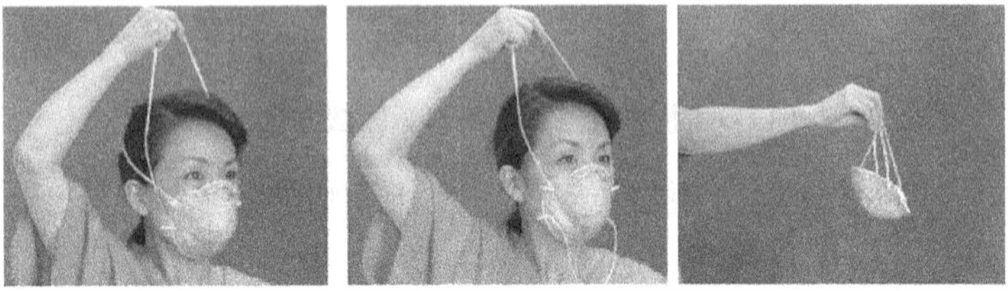

图A　　　　图B　　　　图C

**图7-5　医用防护口罩脱除方法**

（5）使用注意事项：① 使用人员应认真阅读使用说明书，了解使用和维护过程中应该注意的事项以及产品使用限制；② 每次佩戴好医用防护口罩后，应做佩戴气密性检查；③ 医用防护口罩不应重复使用；④ 口罩受到体液喷溅，应尽快更换；

3. 全面型自吸过滤呼吸器（全面罩）

（1）性能要求：应符合《呼吸防护用品 自吸过滤式防颗粒物呼吸器》（GB2626—2006）。

（2）佩戴方法：① 先放松每条头带，一只手把前额的头发向后按住，一只手拿住面具朝向自己的脸；②把面具戴到脸上并把头带拉到脑后；③分别拉紧下方头带和上方头带（图7-6）。

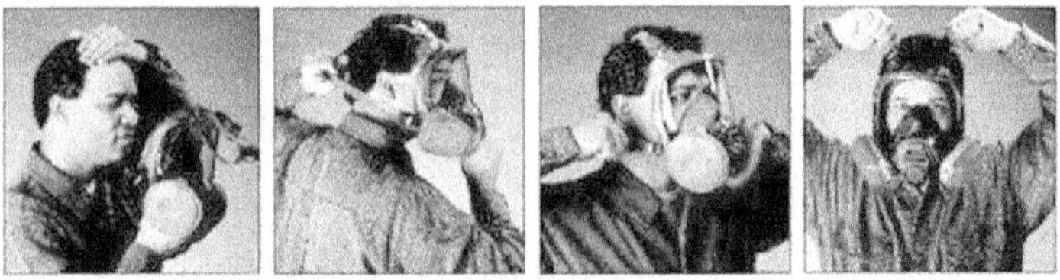

**图7-6　全面型自吸过滤呼吸器佩戴方法**

（3）全面罩佩戴气密性检查（应参见具体产品的使用说明书）：① 先用手掌盖住滤盒或滤棉的进气部分，然后缓缓吸气，如果感觉面罩稍稍向里塌陷，说明面罩内有一定负压，外界气体没有漏入，密合良好；② 然后用手盖住呼气阀，缓缓呼气，如果感觉面罩稍微鼓起，但没有气体外泄，说明密合良好；③ 如果感觉有气体从额头、眼角、下巴或其他部位泄漏，需要重新调整头带和面罩位置，重新检查；④ 若无法取得密合，不要佩戴呼吸器进入危险区域。

（4）使用注意事项。

使用前应检查全面罩：① 是否有裂痕、撕裂或污染现象，确保面罩，尤其是面部密封部分不能有变形；② 检查吸气阀、呼气阀，看是否有变形、裂纹或破裂迹象；③ 确保头带完好，弹性良好；④ 检查所有塑料部分是否出现裂纹或老化现象，确保滤料垫片放置位置正确且状态良好。

每次佩戴好全面罩后，应做佩戴气密性检查。

清洗和消毒：① 全面罩在每次使用后进行清洗和消毒；② 不得清洗或消毒过滤元件（间接进气口滤棉盒可作表面擦拭消毒），污染后应废弃；③ 不建议对全面罩进行臭氧、甲醛熏蒸、高温蒸煮、射线等灭菌性消毒；④ 消毒可用季铵盐类消毒剂或次氯酸钠消毒剂浸泡，或使用其他适用的消毒剂；⑤ 在消毒后重新使用或储存前，应确保所有消毒的部件都经温水彻底冲洗，并完全风干；⑥ 应按照产品使用说明书的指引，检查产品和部件，看是否有损坏或老化，必要时应更换。

4. 动力送风过滤式呼吸防护用品

（1）性能要求：应符合《呼吸防护 动力送风过滤式呼吸器》（GB 30864—2014）。

（2）使用注意事项。

使用前先进行流量检查，以确认电池供电充足，PAPR运行正常；先打开电机送风后，再佩戴头罩/面罩/头盔等。

摘脱时应先摘下头罩/面具/头盔后再关闭电源。

动力送风呼吸器脱除时会存在短时呼吸道暴露风险，应同时佩戴医用防护口罩或其他防颗粒物口罩（过滤效率95%及以上）。

清洗和消毒：① 开放型面罩、送风头罩、呼吸管、电机不能用高温蒸煮或辐射灭菌，建议外表面擦拭消毒；不建议浸泡消毒，如果浸泡消毒应注意材料适用性和干燥方法。② 在消毒后重新使用或储存前，应确保所有消毒的部件都经温水彻底冲洗，并完全风干；③ 不管使用何种消毒剂，应遵照消毒剂的产品的使用说明，了解其适用性、应用方法和应保持的接触时间；④ 应按照产品使用说明书的指引，检查产品和部件，看是否有损坏或老化，必要时应更换。

5. 适合性检验

可采用定性的或定量的方法检验某类密合型面罩对具体使用者面型适合程度。口罩/面罩的设计并不能确保适合每个人的脸型，如果所佩戴的口罩/面罩不能保证与脸紧密密合，颗粒物将会在泄漏处进入口罩/面罩内，就像水流会绕开障碍物流动一样，气流将从阻力最低的泄漏处进入呼吸区，使呼吸防护失效。

为避免选择的呼吸器密合型面罩在使用中因不适合使用者而存在的泄漏，初次佩戴一种型号的口罩或全面罩时，必须进行适合性检验，并在以后的每年至少检验一次。

定性适合性检验的原理是利用人对某些有味道的物质的感觉，如甜味、苦味或刺激性，用发生器将测试试剂发散在空气中(例如用喷雾器将测试液分散成气溶胶),检验受试者在佩戴呼吸器面罩前后对这些物质的主观感觉,对适合性做定性的评价。适合性检验极为重要,如果佩戴的面罩与使用者面型不适合,佩戴时就会存在明显泄漏,使防护失效。通过适合性检验可帮助确定哪种面罩最适合具体的使用者使用,同时也起到培训作用,可帮助使用者了解面罩佩戴与调节方法。

典型的定性适合性(如使用苦味剂)检验的方法是(应参见具体适合性检验工具使用说明书),在不戴面罩时,用低浓度敏感试剂测试受试者的敏感度,受试者必须伸出舌头呼吸(鼻子闻不到,只靠舌头感觉),如果无法感觉到,说明这个人不适合这种检测剂,应调换另一种试剂(如甜味);在确定受试者的敏感度后,让受试者戴上面罩,完成佩戴气密性检查,尽量取得与脸部密合,再用100倍高浓度的检测剂测试(受试者在面罩内仍然要伸出舌头呼吸)。为确保检测剂浓度,让被检测者带上一个头罩,防止汽溶胶浓度降低,汽溶胶通过面罩上的小孔定时喷入,便于维持其浓度水平。佩戴者按要求做一系列的动作,模仿实际工作中的典型情况,每个动作持续1分钟,包括正常呼吸、深呼吸,上下抬头、左右摇头,大声说话和弯腰等,其间受试者如果尝到检测剂的味道,说明面罩存在泄漏,停止测试;允许受试者重新调整面罩,再重新测试一次。如果始终不能通过检验,说明受试者不适合这款面罩,需要更换另一型号的产品。

(二) 眼面部防护

1. 防护眼罩

(1) 性能要求:应符合《个人用眼护具技术要求》

(GB14866—2006)。

(2) 使用注意事项:① 应在每次使用后进行清洗和消毒,可使用次氯酸钠或季铵类消毒剂;② 在消毒后重新使用或储存前,应确保经温水彻底冲洗,并完全风干;③ 如眼罩与脸部不能密合或镜片模糊不清,应尽快更换。

2. 防护面屏

(1) 性能要求:应符合《个人用眼护具技术要求》(GB14866—2006)。

(2) 使用注意事项:① 应在每次使用后进行清洗和消毒,可使用次氯酸钠或季铵类消毒剂;② 在消毒后重新使用或储存前,应确保经温水彻底冲洗,并完全风干;③ 如面屏模糊不清,应尽快更换。

(三) 皮肤防护

1. 医用一次性防护服

(1) 性能要求:应符合《医用一次性防护服技术要求》(GB19082—2009)。

(2) 医用一次性防护服穿着:① 检查防护服的完好性;② 穿上防护服;③ 戴上帽子拉上拉链,贴上门襟胶条;④ 如有必要,可用胶带将接合部位密封,如门襟、防护服袖子和防护手套接合处、防护服帽子和全面具接合处;⑤ 做抬手、抬腿、下蹲、弯腰等动作以检查防护服是否合身,是否有妨碍作业。

(3) 医用一次性防护服脱除:① 揭开门襟胶条;② 从上向下拉开防护服拉链,双手抓住颈侧部位向上拉,低头的同时双手向后翻,这样可以摘下帽子并脱出双肩,然后双手从袖中抽出,之后就能顺利地将防护服以及鞋套完全脱下(这个过程中注意内裹外原则,避免双手和防护服外表面接触）。

（4）使用注意事项：① 不应重复使用；② 防护服上受到血液、体液喷溅，应视现场情况和防护服的防渗透性能尽快更换。

2. 化学防护服

（1）性能要求：应符合《防护服装 化学防护服通用技术要求》（GB24539—2009）。

（2）穿脱方法：参照医用一次性防护服。

（3）使用注意事项：① 不应重复使用；② 防护服上受到血液、体液喷溅，应视现场情况和防护服的防渗透性能尽快更换；③ 应根据具体作业的风险评估，确定所选化学防护服化学防护能力。

## 五、个人防护装备使用说明和注意事项

1. 本技术方案是通用要求，具体使用人员根据实际工作现场条件、实验室布局、具体活动做出风险评估后，可做适当的调整。

2. 使用个人防护装备的人员应熟悉装备的性能，并掌握使用方法，应选择大小合适的医用防护服，应在经过培训的人员指导和监督下穿脱个人防护装备。进入污染区之前穿戴好个人防护装备，进入清洁区之前小心脱下个人防护装备。脱掉顺序原则上是先脱污染较重和体积较大的物品，后脱呼吸道、眼部等最关键防护部位的防护装备。脱掉过程中，避免接触面部等裸露皮肤和黏膜。

3. 选用医用防护口罩（N95 及以上）时，应做适合性检验；每次佩戴医用防护口罩（N95 及以上）后，应做佩戴气密性检查。

4. 手套应大小合适，在佩戴之前做简易充气检漏检查，确保手套没有破损；手套套在防护服袖口外面；手套、靴套穿戴后都应做好固定，若无固定装置，用胶带固定，以防脱落。

5. 手卫生时，可以使用含酒精的快速手消毒剂，也可以使用皂液和流动水按照六步洗手法正确洗手。当手部有可见的污染物时，一定要用皂液在流动水下洗手。

6. 使用后的一次性防护用品放入医疗废物收集袋，外层消毒后放入新的医疗废物收集袋，按医疗废物处理；或就地高压灭菌后，按医疗废物收集、处理。

7. 防护眼罩或防护面屏经用有效氯 1 000mg/L 含氯消毒剂浸泡消毒 30 分钟以上，用清水冲洗干净，可重复使用。全面型自吸过滤式呼吸器建议用 0.2% 以上浓度季铵盐类消毒剂或 70% 医用酒精擦拭、喷洒和浸泡消毒 30 分钟以上，或遵照厂家提供的产品说明书进行消毒。有可见污染物时，应先清洁再消毒，擦拭用物品按医疗废物处理。

8. 皮肤被可疑埃博拉出血热病人的体液、分泌物或排泄物污染时，应立即用清水或肥皂水彻底清洗，或用 0.5% 碘伏消毒液、75% 酒精洗必泰擦拭消毒，使用清水或肥皂水彻底清洗；黏膜应用大量清水冲洗或 0.05% 碘伏冲洗。

**附图：埃博拉出血热个人防护技术流程图（见文末）**

注：此流程图原有 12 幅，本书略去医用防护口罩佩戴和摘除操作流程、全面型自吸过滤式呼吸器佩戴和摘除操作流程、手套佩戴和摘除操作流程和手卫生操作流程等 4 幅图片。完整操作流程图可从中国疾病预防控制中心网站下载，网址为：（http://www.chinacdc.cn/jkzt/crb/ablcxr/zstd_6242/201408/t20140822_101513.htm）。

# 附 录

## 附录一 埃博拉出血热防控方案（第三版）

**国卫发明电[2014]56号**

（2014年8月27日）

埃博拉出血热是由埃博拉病毒引起的一种急性出血性传染病。主要通过接触病人或感染动物的血液、体液、分泌物和排泄物及其污染物等而感染，临床表现主要为突起发热、出血和多脏器损害。埃博拉出血热病死率可高达50%~90%。本病于1976年在非洲首次发现，主要在苏丹、刚果民主共和国、科特迪瓦、加蓬、南非、乌干达、刚果、几内亚、利比里亚、塞拉利昂、尼日利亚等非洲国家流行。目前尚无预防埃博拉出血热的疫苗，及时发现、诊断和严格隔离控制病人、密切接触者隔离医学观察、加强个人防护与感染控制等是防控埃博拉出血热的关键措施。

## 一、疾病概述

(一) 病原学

埃博拉病毒属丝状病毒科,为不分节段的单股负链RNA病毒。病毒呈长丝状体,可呈杆状、丝状、"L"形等多种形态:毒粒长度平均1 000nm,直径约100nm。病毒有脂质包膜,包膜上有呈刷状排列的突起,主要由病毒糖蛋白组成。埃博拉病毒基因组是不分节段的负链RNA,大小为18.9kb,编码7个结构蛋白和1个非结构蛋白。埃博拉病毒可在人、猴、豚鼠等哺乳类动物细胞中增殖,对Vero和Hela等细胞敏感。埃博拉病毒可分为扎伊尔型、苏丹型、塔伊森林型、雷斯顿型和本迪布焦型。除雷斯顿型对人不致病外,其余四型感染后均可导致人发病。不同型病毒基因组核苷酸构成差异较大,但同一型的病毒基因组相对稳定。

埃博拉病毒对热有中度抵抗力,在室温及4℃存放1个月后,感染性无明显变化,60℃灭活病毒需要1小时,100℃ 5分钟即可灭活。该病毒对紫外线、γ射线、甲醛、次氯酸、酚类等消毒剂和脂溶剂敏感。

(二) 流行病学特征

1. 传染源　感染埃博拉病毒的病人和非人灵长类动物为本病主要传染源。狐蝠科的果蝠有可能为本病的传染源。

2. 传播途径　接触传播是本病最主要的传播途径。可以通过接触病人和感染动物的血液、体液、分泌物、排泄物及其污染物感染。病例感染场所主要为医疗机构和家庭,在一般商务活动、旅行、社会交往和普通工作场所感染风险低。病人感染后血液中可维持很高的病毒含量。医护人员、病人家属或其他密切接触者在治疗、护理病人或处理病人尸体过程中，如果没有严格的防护措施，容易受到感染。接触自然疫源地或实验室的感染动物可以导致人的发病。据文献报道，埃博拉出血热患者的精液中可分离到病毒，故存在性传播的可能性。有动物实验表明，埃博拉病毒可通过气溶胶传播。虽然尚未证实有通过性传播和空气传播的病例发生，但应予以警惕，做好防护。

3. 人群易感性　人类对埃博拉病毒普遍易感。发病主要集中在成年人，这和暴露或接触机会多有关。尚无资料表明不同性别间存在发病差异。

（三）临床表现

本病潜伏期为2～21天，一般为8～10天。尚未发现潜伏期有传染性。患者急性起病，发热并快速进展至高热，伴乏力、头痛、肌痛、咽痛等；并可出现恶心、呕吐、腹痛、腹泻、皮疹等。病程第3～4天后可进入极期，出现持续高热，感染中毒症状及消化道症状加重，有不同程度的出血，包括皮肤黏膜出血、呕血、咯血、便血、血尿等；严重者可出现意识障碍、休克及多脏器受累，多在发病后2周内死于出血、多脏器功能障碍等。

（四）病理特点

主要病理改变是皮肤、黏膜、脏器的出血，多器官可以见到灶性坏死。肝细胞点、灶性坏死是本病的典型特点，可见小包涵体和凋亡小体。

## 二、病例的发现和报告

各级医疗机构和出入境检验检疫机构发现符合埃博拉出血热留观、疑似或确诊病例时，应当及时报告相关信息。

病例的分类和定义参照《关于印发埃博拉出血热相关病例诊断和处置路径的通知》(国卫发明电〔2014〕44 号)。留观病例、疑似病例和确诊病例应当在 2 小时之内通过传染病报告信息管理系统进行网络直报,疾病名称选择“其他传染病”中的“埃博拉出血热”,并在各注栏中注明病例国籍及所来自疫区国家名称。出入境检验检疫机构发现的留观病例,由转运接收的医疗机构进行网络直报。各级疾控机构应当于 2 小时内通过网络完成报告信息的三级审核。对报告的留观病例、疑似病例在做出进一步诊断后,应当及时进行订正。相关信息报告要求和方式参照《传染病信息报告管理规范》执行。对确诊病例还应当通过突发公共卫生事件信息系统进行报告。

## 三、实验室检测

对留观病例、疑似病例和确诊病例的血液等相关标本进行实验室病原学和血清学检测,具体检测方案由中国疾病预防控制中心下发。

实验室病原学和血清学检测相关活动严格按照《人间传染的病原微生物名录》的要求,在相应的生物安全级别实验室开展。病毒培养在 BSL-4 实验室、动物感染实验在 ABSL-4 实验室、未经培养的感染材料的操作在 BSL-3 实验室、灭活材料的操作在 BSL-2 实验室。

## 四、预防控制措施

### (一)来自疫区人员的追踪管理

各省级卫生计生行政部门要加强监测,做好与有关部门的信息沟通。根据相关部门提供的来自疫区或 21 天内有疫区旅行史的人员信息，参照《埃博拉出血热疫区来华（归国）人员健康监测和管理方案》（附件 1）的要求，协调相关部门做好跟踪、随访，随访截止时间为离开疫区满 21 天。相关信息报告要求和方式由中国疾病预防控制中心下发。

（二）密切接触者管理

密切接触者是指直接接触埃博拉出血热确诊或疑似病例的血液、体液、分泌物、排泄物及其污染物的人员，如共同居住、照顾病人和未按规定严格采取防护措施进行诊治、转运患者及处理尸体等人员。对密切接触者进行追踪和隔离医学观察。医学观察期限为自最后一次与病例或污染物品等接触之日起至 21 天结束。医学观察期间，如果密切接触者出现急性发热、乏力、咽痛、头痛、关节或肌肉痛、呕吐、腹泻、出血症状等，按规定送定点医院治疗，采集标本开展实验室检测与排查工作。具体参见《埃博拉出血热病例密切接触者判定与管理方案》（附件 2）。

（三）病例的诊断、转运和隔离治疗

医疗机构一旦发现留观或疑似病例后，应当将病例转运至符合条件的定点医院隔离治疗，转运工作参照《关于印发埃博拉出血热病例转运工作方案的通知》（国卫发明电〔2014〕43 号）要求执行。出入境检验检疫部门发现留观病例后，按照相关规定做好病例转运工作。卫生计生部门组织定点医院和疾控机构开展留观和疑似病例的诊断、治疗和标本检测工作，定点医院负责病例的隔离治疗管理和标本采集工作。采集标本应当做好个人防护，标本应当置于符合国际民航组织规定的 A 类包装运输材料之中，按照《可感染人类的高致病性病原微生物菌（毒）种或样本运输管理规定》要求运输至具有从事埃博拉病毒相关实验活动资质的实验室。

各地要成立由临床、流行病学和实验室检测人员组成的专家组，负责病例的判定工作。根据病例的病程变化、实验室检测结果，依据《关于印发埃博拉出血热相关病例诊断和处置路径的通知》（国卫发明电〔2014〕44 号）及时做出诊断或排除。对于留观病例、疑似病例和确诊病例均要采取严格的隔离管理措施，做好医院感染预防与控制工作。按照《医院感染管理办法》、《医疗废物管理条例》、《医疗卫生机构医疗废物管理办法》、《埃博拉出血热诊疗方案》和《埃博拉出血热相关病例诊断和处置路径》的要求，加强个人防护，注意手卫生。病人的血液、体液、分泌物、排泄物等物品应当按照医疗废物处置，患者诊疗与护理应尽可能使用一次性医疗器械，使用后均按医疗废物处置。必须重复使用的医疗器械应按照有关规定消毒处理。按照规定做好标本采集、运送、检测，以及医疗废物的收集、转运、暂时贮存和集中处置。病人死亡后，应当尽量减少尸体的搬运和转运。尸体应立即消毒后用密封防渗漏物品双层包裹，及时火化。须做尸体解剖时，应当按照《传染病病人或疑似传染病病人尸体解剖查验规定》和《关于做好埃博拉病毒实验室生物安全管理工作的通知》（国卫发明电〔2014〕52 号）等生物安全相关规定执行。

（四）流行病学调查

县级疾病预防控制机构对辖区内疑似病例和确诊病例进行流行病学调查，调查内容包括：基本信息、发病与就诊情况、临床表现、实验室检查、流行病学史、密切接触者信息、诊断与转归等，具体流行病学调查方案由中国疾病预防控制中心下发。流行病学调查人员要严格按照相关要求做好个人防护。完成调查后,县级疾病预防控制机构应当及时将流行病学个案调查表、调查报告等资料逐级上报上级疾病预防控制机构。

（五）开展公众宣传教育,做好风险沟通

积极宣传埃博拉出血热的防治知识,提高公众自我防护意识,及时回应社会关切。

附件 1

# 埃博拉出血热疫区来华(归国)
# 人员健康监测和管理方案

## 一、适用范围

本方案适用于对埃博拉出血热流行国家或地区(以下简称疫区)的来华人员、来华前 21 日内有疫区旅行史的其他国家人员和从疫区归国的我国公民进行健康监测和管理。中国疾控中心根据 WHO 公布的疫情及其对疫情趋势的判断,及时调整和发布疫区范围。

## 二、疫区来华(归国)人员的追踪

各地卫生计生部门应当依托联防联控工作机制,建立跨区域、跨部门的疫区来华(归国)人员信息通报、共享和责任机制。加强与外事、商务、教育、出入境检验检疫和公安边检等部门的协作。相关部门提前将来华人员信息通报出入境检验检疫部门,开展入境卫生检疫,出入境检验检疫部门收集疫区来华(归国)人员信息(旅行目的地居住信息和联系方式等),通报当地卫生计生部门,由卫生计生部门通报至来华(归国)人员旅行目的地卫生计生部门。各地卫生计生部门要配合疫区来华(归国)人员目的地乡镇政府(街道办事处)和公安等部门,及时联系到疫区来华(归国)人员,告知其开展体温监测、做好健康监护等埃博拉出血热防控有关要求。

口岸检验检疫部门发现留观病例时,应当采集以下人员信息,并通报当地卫生计生部门:

(1) 在飞机上照料护理过该病例的人员;

(2) 该病例的同行人员(家人、同事、朋友等);

(3) 在机上与该病例同排左右邻座各一人(含通道另一侧)及前后座位各一人;

(4) 经调查评估后发现有可能接触该病例血液、体液、分泌物和排泄物的其他乘客和空乘人员。当留观病例转为疑似或确诊病例时,卫生计生部门应当将病例的上述接触人员信息通报至来华(归国)人员旅行目的地卫生计生部门,由后者对其进行追踪和隔离医学观察。

## 三、疫区来华(归国)人员的管理

目的地县级疾病预防控制中心收到通报信息后,对疫区来华(归国)人员进行流行病学调查,依据调查结果和《埃博拉出血热病例密切接触者判定与管理方案》,如判定为密切接触者,按要求实施隔离医学观察;如排除密切接触可能,则由目的地县级疾病预防控制中心组织相关社区卫生服务中心(乡镇卫生院)指导疫区来华(归国)人员每日做好体温监测等健康监护,监护截止时间为离开疫区满21天。在此期间,疫区来华(归国)人员如出现发热和其他症状,应主动及时报告社区卫生服务中心(乡镇卫生院)并报告疫区旅行史,当地卫生计生行政部门根据社区卫生服务中心的报告按照《关于印发埃博拉出血热相关病例诊断和处置路径的通知》(国卫发明电〔2014〕44号)进行甄别诊断,并做好相应处置。

各有关学校应及时掌握来华前21日内有疫区居住或旅行史的留学生的基本情况,并及时向当地教育和卫生计生行政部门报告。在当地政府的统一领导下,卫生计生行政部门要配合教育部门组织做好来华留学人员的健康监测和管理工作。学校要对通过口岸卫生检疫的来华留学生进行21天集中管理,组织对上述学生实施医学观察,适当限制活动范围,原则上不安排与其他人员有密切接触,并在当地疾病预防控制机构指导下,建立监测信息日报告制度。医学观察日期为离开疫区之日起满21天,医学观察期间每日早晚各测一次体温,如出现发热和其他症状,学校应当立即报告当地卫生计生部门,并配合做好相关后续工作。对符合密切接触者判定标准的留学生,由教育和卫生计生行政部门协商组织开展隔离医学观察。

附件 2

## 埃博拉出血热病例密切接触者判定与管理方案

### 一、判定原则

密切接触者是指直接接触埃博拉出血热确诊或疑似病例的血液、体液、分泌物、排泄物及其污染物的人员，如共同居住、照顾病人和未按规定严格采取防护措施进行诊治、转运患者及处理尸体等人员。为了便于对密切接触者进行管理，将密切接触者分为四种情形：

（一）医疗机构内的密切接触包括如下情形：同一医疗机构病人、陪护的亲友和未按规定严格采取防护措施的医务人员等，直接接触埃博拉出血热病例或疑似病例的血液、体液、分泌物和排泄物（如粪便、尿液、唾液、精液），或被其污染的物品如衣物、床单和用过的针头。

（二）家庭或社区的密切接触包括如下情形：

1. 与病人发病后有共同生活史；

2. 病人发病期间或死亡后（包括葬礼时），接触过病人的身体，或者其血液、体液、分泌物和排泄物；

3. 接触过病人血液、体液等污染的衣物、床单等物品。

（三）口岸卫生检疫发现密切接触者的情形：

1. 发现情形：

(1) 由机组人员报告发现可疑的埃博拉出血热病人时，在飞机着陆后，由卫生检疫人员登机调查评估判定。

(2) 由卫生检疫人员通过体温监测或乘客个人健康申报发现可疑病人时，由卫生检疫人员调查评估判定。

2. 判定原则：

（1）在飞机上照料护理过病人的人员；

（2）该病人的同行人员（家人、同事、朋友等）；

（3）在机上与病人同排左右邻座各一人（含通道另一侧）及前后座位各一人；

（4）经调查评估后发现有可能接触病人血液、体液、分泌物和排泄物的其他乘客和空乘人员。

3. 在其他入境交通工具上发现疑似或确诊病例时密切接触者参照上述原则进行判断。

（四）其他密切接触情形：在我国境内交通工具上（飞机、火车、汽车、轮船等）发现可疑埃博拉出血热病人，由接报地的疾病预防控制人员参照上述口岸卫生检疫发现密切接触者的判定原则，进行调查评估后判定。

## 二、密切接触者的追踪

建立跨区域、跨部门的密切接触者信息通报、共享和责任机制。各地卫生计生部门与有关部门密切配合，做好密切接触者的追踪和隔离医学观察。

卫生检疫人员对口岸发现的疑似或确诊病例的密切接触者，通报口岸所在地同级卫生计生部门。由卫生计生部门按照《埃博拉出血热病例转运工作方案》转运，并进行集中或居家隔离医学观察。

涉及跨区域的密切接触者，应当通知有关省份追查，对查找到的密切接触者就地进行隔离医学观察。对涉及实施或解除医学观察的外籍密切接触者，有关省份卫生计生行政部门应当将相关信息及时向当地省级外事办公室和检验检疫部门进行通报。

## 三、密切接触者的管理

（一）实施隔离医学观察时，应当书面或口头告知医学观察的缘由、期限、法律依据、注意事项和疾病相关知识，以及负责隔离医学观察医疗卫生机构的联系人和联系方式。实施集中医学观察的工作人员应每日向当地疾病预防控制中心报告密切接触者医学观察情况。集中医学观察场所应配备必要的消毒设施、消毒剂和个人防护用品，认真做好本场所的清洁与消毒工作。实施医学观察的工作人员应做好基本的个人防护。

（二）隔离医学观察期为 21 天，即与病例或污染物品等最后一次接触之日起至第 21 天结束。观察期间由指定的医疗卫生机构人员每天早、晚各进行一次体温测量并询问其健康状况，填写“密切接触者医学观察记录表”并给予必要的帮助和指导。

（三）医学观察期间，如果密切接触者出现急性发热、乏力、咽痛、头痛、关节或肌肉痛、呕吐、腹泻、出血症状等，则立即向当地的疾病预防控制机构、卫生计生行政部门报告，并按规定送定点医院治疗，采集标本开展实验室检测与排查工作。

（四）居家医学观察的密切接触者应相对独立居住，尽可能减少与共同居住人员的接触，集中观察的密切接触者应保障分室居住。

（五）医学观察的解除。

1. 密切接触者医学观察期间，如果其接触的疑似病例排除埃博拉出血热诊断，该病例的所有密切接触者解除医学观察。

2. 医学观察期满时，如未出现上述症状，解除医学观察。

# 附录二　埃博拉出血热相关病例诊断和处置路径

**国卫发明电[2014]44号**

（2014年8月14日）

## 一、诊断依据

（一）流行病学史

1. 来自疫区或21天内有疫区旅行史；

2. 21天内接触过来自或曾到过疫区的发热者；

3. 21天内接触过患者及其血液、体液、分泌物、排泄物或尸体等；

4. 接触过被感染的动物。

（二）临床表现

1. 早期：急性起病，发热并快速进展至高热，伴乏力、头痛、肌痛、咽痛等，并可出现恶心、呕吐、腹痛、腹泻、皮疹等。

2. 极期：多在病程3～4天后出现。持续高热，感染中毒症状及消化道症状加重，出现不同程度的出血，包括皮肤黏膜出血、呕血、咯血、便血、血尿等；严重者可出现意识障碍、休克及多脏器受累，多在发病后2周内死于出血、多脏器功能障碍等。

（三）实验室检查

见国家卫生计生委发布的《埃博拉出血热诊疗方案》中实验室检查部分。

## 二、病例定义

（一）留观病例

具备上述流行病学史中任何一项的发热（体温 > 37.3℃）患者。

（二）疑似病例

具备上述流行病学史中任何一项，且符合以下三种情形之一者：

1. 体温≥38.6℃，出现严重头痛、肌肉痛、呕吐、腹泻、腹痛；

2. 发热伴不明原因出血；

3. 不明原因猝死。

（三）确诊病例

留观或疑似病例经实验室检测符合下列情形之一者：

1. 核酸检测阳性：患者血液等标本用 RT-PCR 等核酸扩增方法检测，结果阳性。若核酸检测阴性，但病程不足 72 小时，应在达 72 小时后再次检测；

2. 病毒抗原检测阳性：采集患者血液等标本，用 ELISA 等方法检测病毒抗原；

3. 分离到病毒：采集患者血液等标本，用 Vero、Hela 等细胞进行病毒分离；

4. 血清特异性 IgM 抗体检测阳性；双份血清特异性 IgG 抗体阳转或恢复期较急性期 4 倍及以上升高；

5. 组织中病原学检测阳性。

## 三、病例管理

（一）留观病例

按照确诊病例的转运要求转至定点医院单人单间隔离观察，动态监测体温，密切观察病情。采集标本，在医疗机构达到生物安全2级防护水平的实验室相对独立区域内进行非病原学检测；按规定送疾病预防控制中心进行病原学检测。

解除留观条件：

1. 体温恢复正常，核酸检测结果阴性；

2. 若发热已超过72小时，采样进行核酸检测，结果阴性；

3. 仍发热但不足72小时，核酸检测阴性，需待发热达72小时后再次进行核酸检测，结果阴性。

（二）疑似病例

1. 病原学检测阳性，转为确诊病例，进行相应诊疗；

2. 若发热已超过72小时，采样进行病原学检测，阴性者排除诊断；

3. 若发热不足72小时，病原学检测阴性，须待发热达72小时后再次进行病原学检测，仍阴性者排除诊断。

（三）确诊病例解除隔离治疗的条件

连续两次血液标本核酸检测阴性。

临床医师可视患者实际情况，安排其适时出院。

# 附录三 埃博拉出血热病例转运工作方案

国卫发明电[2014]43号

(2014年8月22日)

今年3月以来,非洲利比里亚、几内亚、塞拉利昂、尼日利亚四国先后出现埃博拉出血热疫情。为做好我国可能出现的埃博拉出血热病例转运工作,特制订本方案。

## 一、组织管理与职责

(一) 急救中心成立院前急救应急指挥领导小组和应急救治专家组。领导小组负责辖区内埃博拉出血热疑似、确诊病例和必要时的密切接触者转运的指挥、调度工作。专家组负责埃博拉出血热确诊病例的院前急救指导工作。

(二) 急救中心院感、护理管理部门负责指导转运车辆、医疗设备和其他物品的消毒。药械、总务管理部门负责提供符合国家标准的消毒药品、器械和防护用品;车辆管理部门负责安排转运车辆并定期检修。

(三) 各级卫生计生委部门和急救中心要加强对院前医疗急救医务人员进行埃博拉出血热相关知识培训,使医务人员掌握预防控制知识及诊断、急救、隔离预防及洗消技术,能够正确使用防护用品,做好患者的院前救治、病情交接、相关报告与记录工作。

## 二、建立消毒站

消毒站包括设立消洗区、污染区、半污染区和清洁区,环境布局符合隔离要求。配置电动气溶胶喷雾器、普通喷雾器等消毒、清洗设施以及消毒药品，设定专业消毒员，消毒员消毒时防护装备同急救人员。

## 三、物资准备

配备负压救护车、负压隔离舱、防护物资、洗消物资等。

负压救护车配备参照《中华人民共和国卫生行业救护车标准》（WS/T 292—2008），启动负压装置时，舱内相对压强应在 -30Pa ~ -10Pa。

## 四、前期准备与隔离转运原则

（一）用于转运埃博拉出血热病例的救护车其驾驶舱与医疗舱应密封隔离。转运救护车辆及车载医疗设备和担架等专车专用。救护车医疗舱为污染区，驾驶舱应视为半污染区，转运途中尽可能减少对驾驶舱的污染。

（二）选用标准负压型救护车，开启负压装置时医疗舱应保持密闭状态，保证负压装置运转良好，舱内相对压强应维持在 -30Pa ~ -10Pa。

（三）确诊病例和疑似病例分开转运，均为一车一人隔离转运，患者须戴外科口罩。

（四）密切接触者可用普通救护车转运，一车可转运多人，密切接触者转运时宜戴外科口罩。

（五）转运疑似、确诊病例后，救护车辆及车内设备、污染物品必须清洁消毒后再转运其他患者。途中遇污染随时消毒。每次转运结束后，返回车辆停放在污染车场内进行终末消毒，清洁消毒完毕驶入清洁停车场。可重复使用的医疗器具用后应进行彻底清洁、消毒或灭菌。

（六）车内配备全套防护用品、消毒剂（含氯消毒泡腾片或84消毒液和稳定型过氧乙酸）、酒精棉片、医疗废物盛装容器、利器盒、一次性担架单、消毒纸巾等。随身携带速干手消毒剂。

（七）转运危重病例的车辆除了按照救护车行业标准配备专用急救设备外，还应配备除颤器、监护仪、吸痰器、气管插管及呼吸球囊各1台，并根据病人需要携带合适的呼吸机。急救药品的配备按院前急救技术规范要求配备，特殊药品按要求配备。

## 五、转运流程

（一）接警、报告、派车与登记

急救中心接到埃博拉出血热疑似、确诊病例的急救或转运信息后，报告院前急救应急指挥领导小组组长，同时向上级卫生计生行政部门报告，由卫生计生行政部门下达转运命令。调度员接到转运命令后下达派车指令，同时做好接警、派车、出诊和报告记录。

医疗机构或口岸部门需要转送埃博拉出血热疑似、确诊病例和密切接触者时，应上报当地卫生计生行政部门，由卫生计生行政部门向急救中心下达转运命令。

（二）急救人员防护

1. 防护用品配备。参照《医院隔离技术规范》（WS/T 311—2009），配备一次性医用橡胶、乳胶手套、长筒胶鞋（防水、能浸泡消毒）、鞋套、传染病转运组工作服、医用工作帽、医用防护服、N95口罩、护目镜、防护面罩、隔离衣、防水围裙等。传染病职业暴露人员使用的防护用品应符合国家有关标准。一次性使用防护服应符合《医用一次性防护服技术要求》(GB19082—2009),防护口罩应符合《医用防护口罩技术要求》(GB19083—2010),防护眼镜应视野宽阔、透亮度好、防雾、有较强的防喷溅性能。

2. 急救人员实施三级防护。穿戴工作服、工作帽、N95口罩、护目镜、防护面罩、防护服、手套、长筒胶鞋、鞋套等。

3. 穿戴防护用品应遵循的程序。在清洁区穿好工作服待命,接到派车指令后出车前的程序包括:洗手→戴工作帽→戴 N95 口罩→穿防护服→戴 2 层手套(乳胶手套和橡胶手套)→护目镜、防护面罩→穿鞋套、换长筒胶鞋→取急救物品→出车。

### (三) 医务人员对病情和转运安全性现场评估

1. 病情评估。根据患者体检和监测数据判断患者病情严重程度。

2. 安全评估。对患者病情是否适合转运、转运途中可能出现的问题及采取相应措施等进行安全评估。

3. 不宜即刻转运的情况。当患者出现生命体征不稳定、呼吸困难、血液动力学不稳定时,不宜即刻转运,宜就地隔离治疗。必要时请专家会诊,待病情稳定后需要转运时再行转运。

### (四) 院前医疗救治

主要是对症支持治疗,急救人员利用车载设备对患者实施生命体征的支持与监护,按院前急救诊疗规范采取相应治疗与急救措施。

### (五) 交接与报告

患者送达指定医院,驾驶员向指挥中心报告到达时间,急救医师向接诊医师递交患者转诊交接记录单,做好患者病情交接工作。交接工作完成后,驾驶员向指挥中心报告任务完成情况和完成时间。

（六）负责转运急救人员的卫生处置

转运结束后，急救人员按流程脱摘防护用品、进行卫生处置。

1. 诊疗箱、医疗物品放物品消毒间清洗消毒，其他污染废弃物品及带回的医疗废物置入医疗垃圾袋桶。出车时所用工作手机用塑料袋（膜）密封，转运工作结束时用有效的消毒剂如有效氯 2 000mg/L 的含氯消毒液擦拭消毒塑料外包两遍，脱去塑料膜；救护车钥匙用 75% 酒精擦拭消毒。

2. 脱摘防护用品时应并遵循下列程序。鞋消毒、摘第一层手套、手消毒→摘防护面罩、护目镜→脱防护服→脱鞋套、换鞋→洗手/手消毒→进入第 1 更衣室：手消毒→脱工作服→摘 N95 口罩→摘工作帽→摘第二层手套、洗手/手消毒→进入清洁区：沐浴、第 2 更衣室更衣→等待下次派车指令。

3. 用后物品分别放置于专用污物容器内。

4. 急救医师卫生处置后，完成相关病历及医疗文件的书写与报告，留档备查。

（七）救护车消毒

救护车返回急救中心消毒站进行终末消毒，经消毒、清洗、更换一次性物品的车辆驶入清洁停车场。

1. 空间、表面、地面消毒

（1）喷雾消毒法

1）空间、表面、地面联合气溶胶喷雾消毒：对医疗舱内空气、内壁、门窗、物体表面及地面同时进行消毒处理，消毒工具选用小型电动气溶胶喷雾器喷雾（喷出的雾粒≤50 微米的占 90% 以上，喷距 6 ~ 8 米，喷幅 >1 米，流量 250ml/min）。

① 过氧乙酸溶液气溶胶喷雾消毒：使用药液及浓度为5 000mg/L过氧乙酸水溶液，参考用液量空间处理为20ml/$m^3$～40ml/$m^3$，物体表面及地面为100ml/$m^2$；原则是均匀喷湿而不流水。方法为关闭车门窗、先表面后空间、从外向里循序而进，表面及地面以喷湿为度。喷雾完毕，密闭1h，再开车窗、门通风。车辆经过氧乙酸喷雾消毒、通风后，消毒员方可上车对固定在车内的仪器（在转运患者之前用塑料薄膜覆盖或透明塑料袋罩严）进行消毒。方法为先将罩及覆盖薄膜摘去，再选用75%乙醇或1 000mg/L有效氯的含氯消毒剂溶液擦拭消毒，最后用清水将医疗舱冲洗、内表面擦拭和拖擦。

② 过氧化氢气溶胶喷雾消毒：使用药液及浓度为60g/L过氧化氢水溶液，参考用液量空间处理为20ml/$m^3$～40ml/$m^3$，物体表面及地面为100ml/$m^2$。喷液量及消毒处理方法按上述第①条执行。

③ 二氧化氯溶液气溶胶喷雾消毒：使用药液及浓度为2 000mg/L二氧化氯水溶液，参考用液量空间处理为20 ml/$m^3$～40ml/$m^3$，物体表面及地面为100ml/$m^2$；喷液量及消毒处理方法按上述第①条执行。消毒剂亦可选用卫生计生行政部门批准的既适用于气溶胶喷雾消毒又对救护车腐蚀较小的其他高效消毒剂，按消毒剂说明书操作。

2）表面喷雾消毒：对医疗舱内壁、门窗、物体表面及地面可选用消毒剂溶液进行表面喷雾消毒。喷药量以喷至污染内壁、门窗、表面、地面均匀潮湿为度，用电动气溶胶喷雾器对光滑与粗糙表面进行喷雾，参考用液量为100ml/$m^2$，观察表面均匀湿润而无液体流出即可。消毒剂可选用5 000mg/L过氧乙酸溶液或2 000mg/L有效氯的含氯消毒剂溶液喷雾。作用时间不少于 60min，充分通风后再用清水冲洗、擦拭和拖擦。

(2) 擦拭消毒法

1) 应用范围：适用于对医疗舱内污染内壁、门窗、车内物体表面、设备表面及地面等的消毒；驾驶舱的消毒；负压车的消毒等。

2) 消毒方法：擦拭消毒选用 2 000 mg/L 有效氯的含氯消毒剂溶液进行不遗漏的擦拭，地面进行拖擦，擦拭和拖擦消毒应行两遍；30min 后用清水擦拭和拖擦。

3) 消毒用具处理：对污染表面进行擦拭消毒的抹布和墩布，使用后不作回收，按感染性垃圾处理，可用有效氯浓度 10g/L 含氯消毒剂溶液浸泡 60min 后归入医疗垃圾。

2. 过滤除菌系统的滤器或滤材消毒

每次转运埃博拉出血热病例污染后，负压救护车过滤除菌系统的滤器或滤材应及时请专业清洗维修人员进行清洗消毒并定期检修、更换；清洗消毒可用有效氯浓度 5 000mg/L 的含氯消毒剂溶液浸泡或直接喷洒至完全浸湿作用 60min，再进行清洗；更换下来的废弃过滤器或滤材直接密封做焚烧处理；执行清洗消毒的人员按规定进行个人隔离防护。

(八) 物体表面消毒

车内物品可选用 2 000mg/L ~ 5 000mg/L 过氧乙酸溶液、1 000mg/L ~ 2 000mg/L 有效氯的含氯消毒剂溶液擦拭或浸泡消毒(不耐湿、不耐腐蚀物品不使用浸泡法)，30min 后再对易腐蚀的物品用清水清洗或擦拭。

（九）医疗器械及其用品的消毒

1. 使用后的一次性呼吸机管道、氧气管、吸痰管和袋等装入黄色垃圾袋，带回急救中心（站）按医疗废物处理。可重复使用的管道、容器等使用后，用5 000mg/L有效氯的含氯消毒剂溶液浸泡30～60min以上，然后再清洗、消毒或灭菌。

2. 体温计、血压计袖带、氧气湿化瓶用2 000mg/L有效氯的含氯消毒剂溶液浸泡30min后清洗、晾干备用。

3. 听诊器、仪器表面、导联线及诊疗箱用2 000mg/L有效氯的含氯消毒剂溶液擦拭2遍消毒；不耐腐蚀的仪器表面用75%乙醇消毒液擦拭2遍消毒。

4. 监护仪、心电图视屏及除颤仪电极板以75%乙醇擦拭消毒或70%异丙醇溶液擦拭2遍消毒。

5. 不能采取以上消毒方式的用品（手机、精密仪器等）用透明塑料膜、透明塑料袋密封，每次更换。其他医疗器械的消毒与灭菌按照国家相关规定执行。

（十）患者血液、分泌物、呕吐物、排泄物的消毒

对黏稠的血液、分泌物、呕吐物、排泄物的处理，用50g/L有效氯的含氯消毒剂溶液（如84消毒液用原液）2份加入1份上述污物中；对稀薄的上述污物按1份消毒液与2份污物的比例进行混合处理；介于两者之间的污物需加等量消毒液。以上消毒处理均需混匀后作用2h，再做下一步处理。同时，对上述污物污染的医疗用品及物体表面则需用10g/L有效氯的含氯消毒剂溶液做浸泡、擦拭消毒，作用60min以上。

（十一）手与皮肤消毒

取适量快速手消毒剂（75%乙醇或70%异丙醇或醇的

复合制剂 3~5ml),参照《医务人员手卫生规范》的标准洗手方法揉搓至手部干燥。

(十二)防护用品的清洗与消毒

1. 可以重复使用的工作服等纺织品及防护用品使用后用污物袋封装,送洗衣房高温清洗消毒。

2. 防护眼镜、防护面罩使用 75% 的乙醇溶液浸泡 30min 后,清洗干燥备用;亦可用 2 000mg/L 有效氯含氯消毒剂溶液浸泡消毒。

3. 使用后的工作鞋,每次转运结束后用 5 000mg/L 过氧乙酸溶液或 2 000mg/L 有效氯的含氯消毒剂溶液浸泡消毒,清洗并晾干。

(十三)医疗废物的处置

医疗废物的处理应遵循《医疗废物管理条例》和《医疗卫生机构医疗废物管理办法》进行管理与处置。用后的各类针头、锐器放入医疗废物利器盒,一次性医疗、卫生、防护用品等装入医疗废物专用袋。患者的生活垃圾、排泄物经处理后一并按医疗废物处理。转运途中产生的医疗废物置入医疗废物袋,带回急救中心(站)统一处理,不得随意丢弃。

(十四)报告与待命

急救人员返回急救中心(站)后要报告完成任务时间并待命。转运任务完成后由指挥调度中心汇总资料,及时向上级卫生计生行政部门和属地疾病预防控制机构报告。

# 附录四　埃博拉出血热医院感染预防与控制技术指南(第一版)

**国卫发明电[2014]57号**

(2014年8月27)

为加强埃博拉出血热(Ebola Hemorrhagic Fever)医院感染预防与控制准备工作,最大限度减少医院感染风险,根据《传染病防治法》、《医院感染管理办法》等法律法规,制定本技术指南。

## 一、埃博拉出血热防控的基本要求

(一)埃博拉出血热是由埃博拉病毒(Ebola virus)引起的一种急性出血性传染病。主要通过接触患者或感染动物的血液、体液、分泌物和排泄物及其污染物等而感染。虽然尚未证实有通过性传播和空气传播的病例发生,但应当予以警惕,做好防护。目前埃博拉出血热尚无疫苗可以预防,医疗机构应当根据埃博拉出血热的流行病学特点,针对传染源、传播途径和易感人群,结合实际情况,建立预警机制,制订应急预案和工作流程。

(二)医疗机构应当在标准预防的基础上采取接触隔离及飞沫隔离措施。

(三)医疗机构应当开展临床医务人员培训,要求医务人员掌握埃博拉出血热的诊断标准、医院感染预防与控制相关知识和技术,做好个人防护。

(四)医疗机构应当针对发热病人做好预检分诊工作。

临床医师应当根据患者临床症状和流行病学史进行排查，对留观、疑似和确诊病例按照相应规定报告。严格执行首诊医生负责制。

（五）埃博拉出血热患者隔离区域应当严格限制人员出入，医务人员应相对固定。

（六）医疗机构应当做好医务人员防护、消毒等措施所需物资的储备，防护用品及相关物资应符合国家有关要求。

（七）医疗机构应当严格遵循《医疗机构消毒技术规范》（WS/T 367—2012）的要求，做好诊疗器械、物体表面、地面等的清洁与消毒。

（八）埃博拉出血热留观病区和定点收治病区应当建立严格的探视制度，不设陪护。若必须探视时，应当严格按照规定做好探视者的个人防护。

## 二、埃博拉出血热患者及密切接触者的管理

### （一）埃博拉出血热患者的管理

1. 留观、疑似或确诊患者应当采取严格的接触隔离措施，实行单间隔离；非定点医院应当及时将患者转至定点医院诊治。对于疑似或确诊患者，有条件的应当安置于负压病房进行诊治。

2. 患者诊疗与护理尽可能使用一次性用品，使用后均按照医疗废物处置；必须重复使用的诊疗器械、器具和物品应先采用1000mg/L的含氯消毒液浸泡30分钟后，再按照常规程序进行处理。患者的分泌物、排泄物、小面积污染等建议使用含消毒成分的吸湿材料覆盖并吸收后按医疗废物处置，再进行相应环境与物品的清洁、消毒；较大范围污染的，首选漂白粉覆盖，待液体吸收后清理，倒入污水处理系

统。

3. 隔离病房的消毒工作应遵循《医疗机构消毒技术规范》的基本要求和原则。听诊器、体温计、血压计等医疗器具应专人专用,定期消毒。如遇污染,随时消毒。

4. 病房物体表面如床头柜、水龙头、门把手以及各种台面等,用500～1 000mg/L的含氯消毒剂或其他符合要求的表面消毒剂(如醇类消毒剂)擦拭消毒;地面每天使用500～1 000mg/L含氯消毒液湿式清扫、消毒。如遇污染,随时消毒。

5. 患者的活动应当严格限制在隔离病房内,若确需离开隔离病房或隔离区域时,应当采取相应措施防止造成交叉感染。

6. 患者出院、转院时应当按《医疗机构消毒技术规范》要求进行严格的终末消毒。

7. 患者所有的废弃物应当视为医疗废物,严格按照《医疗废物管理条例》的要求,双层封扎,标识清楚。相关医疗废物应当及时密闭转运,焚烧处理。

8. 患者死亡后,应当减少尸体的搬运和转运。尸体应当立即消毒后用密封防渗漏物品双层包裹,及时火化。

(二) 医疗机构内密切接触者的管理

对医疗机构内密切接触者立即进行隔离医学观察,隔离医学观察的期限为自最后一次暴露之日起21天。

## 三、医务人员防护

医务人员应当在标准预防的基础上,严格采取接触隔离及飞沫隔离的预防措施。具体包括:

(一) 诊疗过程中,应当戴乳胶手套、医用防护口罩、面罩(护目镜),穿防护服、防水靴或者密封的鞋和鞋套等个人防护用品,避免无防护接触患者的血液、体液、分泌物、排泄物或受到其血液、体液、排泄物污染的物品及环境;尽量减少针头及其他锐器的使用,执行安全注射,正确处理锐器,严格预防锐器伤。

(二) 医务人员进出隔离病房时,应当遵循《医院隔离技术规范》(WS/T 311—2009)的有关要求,严格按照相应的流程,正确穿脱防护用品,重点注意做好眼睛、鼻腔、口腔黏膜的防护。穿脱个人防护用品时,为减少和避免脱卸过程可能的污染,建议先戴口罩再戴帽子,确保在脱卸时能最后摘除口罩;护目镜和防护面罩应在穿防护服前完成,脱卸时要先脱防护服再脱卸脸面部防护用品。使用后的一次性使用防护用品严格按照医疗废物处置,可以复用的防护用品严格遵循消毒与灭菌的流程。

(三) 医务人员应当严格遵循《医务人员手卫生规范》(WS/T313—2009)要求,及时正确进行手卫生。

(四) 医务人员暴露于患者的血液、体液、分泌物或排泄物时,应当立即用清水或肥皂水彻底清洗皮肤,再用0.5%碘伏消毒液或75%洗必泰醇擦拭消毒;黏膜应用大量生理盐水冲洗或0.05%碘伏冲洗;发生锐器伤时,应当及时按照锐器伤的处理流程进行处理;暴露后的医务人员按照密切接触者进行隔离医学观察。

(五) 采集标本时应当做好个人防护。标本转运应当按照A类感染性物质包装运输要求进行,即应当置于符合规定的具有生物危险标签、标识、运输登记表、警告用语和提示用语的容器内,容器应置于具有防水、防破损、防渗漏、耐高温、耐高压的外包装中,主容器与外包装间填充足够的吸附材料。标本由专人、专车护送至卫生计生行政部门指定的专门实验室检验，护送过程中应当采取相应的防护措施。

（六）应当对参与患者诊治的医务人员进行健康监测，一旦出现疑似症状或感染症状，应当立即进行隔离、诊治并报告。

# 附录五 埃博拉出血热的诊断和治疗方案

埃博拉出血热(Ebola hemorrhagic fever, EBHF)是由埃博拉病毒(Ebola virus, EBV)引起的一种急性传染病，于20世纪70年代在非洲首次发现。自1976年在非洲中部扎伊尔(现刚果民主共和国)和苏丹暴发流行后，已在非洲中部形成地方流行。临床表现主要为发热、出血和多脏器损害。埃博拉出血热的病死率很高，严重危害疫区人群健康。

## 一、病原学

埃博拉病毒属丝状病毒科，包括四种亚型：埃博拉-扎伊尔(Ebola-Zaïre)、埃博拉-苏丹(Ebola-Sudan)、埃博拉-科特迪瓦(Ebola-Côte d'Ivoire)和埃博拉-莱斯顿(Ebola-Reston)。发生在刚果(前扎伊尔)、苏丹和科特迪瓦的三种亚型埃博拉病毒已被证实能够致人类疾病。不同亚型毒力不同，Ebola-Zaïre 毒力强，人感染病死率高，Ebola-Sudan 次之，Ebola-Côte d'Ivoire 对黑猩猩有致死性，对人的毒力较弱，Ebola-Reston 在非人灵长类中有致死性，人感染不发病。

埃博拉病毒属形态多样：杆状、丝状、"L"形，毒粒长度平均1 000nm，直径70～90nm。埃博拉病毒基因组是不分节段的负链RNA，大小为18.9 kb，编码7个结构蛋白和1个非结构蛋白。

EBV 病毒在60 ℃1小时大部分灭活，紫外线、γ射线、甲醛、次氯酸、酚类消毒剂和脂溶剂均可灭活病毒。EBV在人、猴、豚鼠等哺乳类动物细胞中增殖，其中Vero-98、Vero-E6、Hela-229 细胞最敏感。病毒接种后，6～7 小时出现细胞病变，表现为细胞圆化、皱缩，细胞质内可见纤维状或颗粒状结构的包涵体。

## 二、流行病学

埃博拉出血热主要在非洲的乌干达、刚果、加蓬、苏丹、科特迪瓦、利比里亚、南非等国家流行。

### （一）传染源和宿主

感染埃博拉病毒的人和非人灵长类均可为本病传染源。

在非洲大陆，埃博拉病毒感染和雨林中死亡的黑猩猩、大猩猩、猴子等野生动物接触有关。

在三种非洲果蝠的血清中检测到埃博拉病毒 IgG 抗体，在肝和脾中检测到埃博拉病毒核酸。有实验证实蝙蝠感染博拉病毒后不会死亡。蝙蝠可能在维持埃博拉病毒在热带森林的存在中充当重要角色。

### （二）传播途径

1. 接触传播：接触传播是本病最主要的传播途径，病人和带病毒的亚临床感染者通过接触（特别是血液、排泄物及其他污染物）传播。医院内传播是导致埃博拉出血热暴发流行的重要因素。

2. 气溶胶传播：吸入感染性的分泌物、排泄物等。

### （三）人群易感性

人类对埃博拉病毒普遍易感。

## 三、发病机制与病理改变

病毒进入机体后，可能在局部淋巴结首先感染单核细胞、巨噬细胞和其他单核吞噬系统的细胞(mononuclear phagocytic system,MPS)。一些感染的 MPS 细胞转移到其他组织,当病毒释放到淋巴或血液中,可以引起肝脏、脾脏以及全身固定的或移动的巨噬细胞感染。从 MPS 细胞释放的病毒可以感染相邻的细胞,包括肝细胞、肾上腺上皮细胞和成纤维细胞等。感染的 MPS 细胞同时被激活,释放大量的细胞因子和趋化因子,包括肿瘤坏死因子(TNF)。这些细胞活性物质可增加血管内皮细胞的通透性,诱导表达内皮细胞表面粘附和促凝因子,以及组织破坏后血管壁胶原暴露,释放组织因子等,最终导致弥散性血管内凝血(DIC)。在感染晚期可发生脾脏、胸腺和淋巴结等大量淋巴细胞凋亡。

主要病理改变是皮肤、黏膜、脏器的出血,在很多器官可以见到灶性坏死,但是以肝脏、淋巴组织最为严重。肝细胞点、灶性坏死是本病最显著的特点,可见小包涵体和凋亡小体。

## 四、临床表现

潜伏期 2~21 天,一般为 5~12 天。

急性起病,临床表现为高热、畏寒、头痛、肌痛、恶心、结膜充血及相对缓脉。2~3 天后可有呕吐、腹痛、腹泻、血便等表现,半数患者有咽痛及咳嗽。病后 4~5 天进入极期,患者可出现神志的改变,如谵妄、嗜睡等,重症患者在发病数日可出现咯血,鼻、口腔、结膜下、胃肠道、阴道及皮肤出血或血尿,第 10 病日为出血高峰,50% 以上的患者出现严重的出血,并可因出血、肝肾功能衰竭及致死性并发症而死亡。90% 的死亡患者在发病后 12 天内死亡(7~14 天)。

病人最显著的表现为低血压、休克和面部水肿，还可出现 DIC、电解质和酸碱的平衡失调等。

在病程第 5～7 日可出现麻疹样皮疹，数天后消退并脱屑，部分患者可较长期地留有皮肤的改变。非重症者，发病后两周内恢复。

## 五、实验室检查

（一）一般检查

血常规：早期白细胞减少，第 7 病日后上升，并出现异型淋巴细胞，血小板可减少。

尿常规：早期可有蛋白尿。

生化检查：AST 和 ALT 升高，且 AST 升高大于 ALT。

（二）血清学检查

1. 血清特异性 IgM 抗体检测：多采用 IgM 捕捉 ELISA 法检测。

2. 血清特异性 IgG 抗体检测：采用 ELISA、免疫荧光等方法检测。

（三）病原学检查

1. 病毒抗原检测：由于埃博拉出血热有高滴度病毒血症，可采用 ELISA 等方法检测血清中病毒抗原。

2. 核酸检测：采用 RT-PCR 等核酸扩增方法检测。一般发病后一周内的病人血清中可检测到病毒核酸。

3. 病毒分离：采集发病一周内患者血清标本，用 Vero 细胞进行病毒分离。

埃博拉病毒高度危险，病毒相关实验必须在 BSL-4 实验室进行。

## 六、诊断和鉴别诊断

（一）诊断依据

1. 流行病学资料：来自于疫区，或3周内有疫区旅行史，或有与病人、感染动物接触史。

2. 临床表现：起病急、发热、牙龈出血、鼻出血、结膜充血、瘀点和紫斑、血便及其他出血症状；头疼、呕吐、恶心、腹泻、全身肌肉或关节疼痛等。

3. 实验室检查：（1）病毒抗原阳性；（2）血清特异性IgM抗体阳性；（3）恢复期血清特异性IgG抗体滴度比急性期有4倍以上增高；（4）从患者标本中检出埃博拉病毒RNA；（5）从患者标本中分离到埃博拉病毒。

（二）诊断

本病的诊断依据流行病学史、临床表现和实验室检查。

1. 疑似病例：具有上述流行病学史和临床表现。

2. 确诊病例：疑似病例基础上具备诊断依据中实验室检查任一项检测阳性者。

（三）鉴别诊断

需要和以下疾病进行鉴别诊断：

1. 马尔堡出血热、克里米亚刚果出血热、拉沙热和肾综合征出血热等病毒性出血热。

2. 伤寒。

3. 恶性疟疾。

4. 其他：病毒性肝炎、钩端螺旋体病、斑疹伤寒、单核细胞增多症等。

## 七、治疗

无特效治疗措施，主要以对症和支持治疗，注意水、电解质平衡，预防和控制出血，控制继发感染，治疗肾功能衰竭和出血、DIC 等并发症。

一般支持对症治疗：首先需要隔离病人。卧床休息，少渣易消化半流质饮食，保证充分热量。

病原学治疗：抗病毒治疗尚无定论。

补液治疗：充分补液，维持水电解质和酸碱平衡，使用平衡盐液，维持有效血容量，加强胶体液补充如白蛋白、低分子右旋糖酐等，预防和治疗低血压休克。

保肝抗炎治疗：应用甘草酸制剂。

出血的治疗：止血和输血，新鲜冰冻血浆补充凝血因子，预防 DIC。

控制感染：及时发现继发感染，根据细菌培养和药敏结果应用抗生素。

肾功能衰竭的治疗：及时行血液透析等。

## 八、预后

本病预后不良，病死率高。

## 九、预防

### （一）控制传染源

严格隔离疑诊病例和病人，应收入负压病房隔离治疗。对其排泄物及污染物品均严格消毒。

### （二）切断传播途径

1. 严格规范污染环境的消毒工作。

2. 严格标本采集程序。

3. 病毒的分离和培养应在P4级安全实验室中进行。

（三）保护易感人群

加强个人防护,使用防护装备。

# 附录六　马尔堡出血热预防控制技术指南

马尔堡出血热（Marburg hemorrhagic fever，MHF）是由马尔堡病毒(Marburg Virus)引起的以急性发热伴有严重出血为主要临床表现的传染性疾病，经密切接触传播，传染性强，病死率高。由于马尔堡病毒来自于非洲绿猴并主要在非洲流行，因此马尔堡出血热又被称为青猴病和非洲出血热。

## 一、疾病概述

### （一）病原学

马尔堡病毒和埃博拉病毒同属丝状病毒科（Filoviridae)，为单股负链 RNA 病毒。病毒体呈多态性，有时呈分支或盘绕状，盘绕成“U”或“6”形状或环形。病毒颗粒直径为 80nm，长度 700～1 400nm，表面有突起，有包膜。病毒基因组 RNA 长约 19kb，编码 7 种病毒蛋白。马尔堡病毒目前只发现一种血清型。

该病毒可在多种组织细胞中生长繁殖，包括 Vero 细胞、Vero E6 细胞和 Hela 细胞等。

马尔堡病毒对热有中度抵抗力，56℃ 30 分钟不能完全灭活，但 60℃ 1 小时感染性丧失。在室温及 4℃ 存放 35 天其感染性基本不变，－70℃ 可以长期保存。一定剂量的紫外线、γ 射线、次氯酸、酚类、脂溶剂、β-丙内酯等均可灭活。

### （二）流行病学特征

1. 传染源和宿主动物

迄今为止，病毒在自然界中的储存宿主尚不明确。可能是非洲的野生灵长类动物,近来发现非洲的一些蝙蝠和马尔堡病毒密切相关。

受病毒感染的动物是重要的传染源。许多灵长类动物都可感染马尔堡病毒,在实验室中许多鼠类也可以被感染。

人类在偶然情况下被感染后可成为重要的传染源。通常先由被感染的非人灵长类动物(如绿猴)将病毒传染给人,然后再由病人传染给其他人。人不是病毒自然循环中的一部分,只是偶然被感染。马尔堡病毒的传染性极强,症状越重的患者传染性越强,高滴度的病毒血症可持续整个发热期。病毒可广泛分布于患者的各脏器、血液、尿液和一些分泌物中,并因污染环境而引起传播。有研究表明,从恢复期病人病后第 80 天的眼房水和精液中,仍可分离出病毒。

2. 传播途径

(1) 接触传播

主要经密切接触传播,即通过接触病死动物和病人的尸体,以及带毒动物和病人的血液、分泌物、排泄物、呕吐物等,经黏膜和破损的皮肤传播。在非洲疫区,因葬礼时接触病人尸体,曾多次引起暴发。通过密切接触也可以造成医院感染和实验室感染。

(2) 气溶胶传播:通过含本病毒的气溶胶感染实验动物也有报道。

(3) 注射途径:通过使用被污染的注射器等可造成医源性传播。

(4) 性传播:曾有报道,病人在临床康复 3 月内仍可在精液中检出马尔堡病毒,因此存在性传播的可能性。

3. 人群易感性

人类对马尔堡病毒普遍易感。高危人群为经常接触感染动物及病人尸体的人员，以及密切接触病人的亲属和医护人员。发病无明显季节性。

曾在饲养非洲绿猴和黑猩猩的工作人员体内测出病毒抗体，但这些人员未曾发病，说明可能存在隐性感染者；1985—1987 年在加蓬、喀麦隆、中非共和国、乍得、刚果、赤道几内亚等几个中部非洲国家对人群随机抽取血液进行检测，发现抗马尔堡病毒抗体的阳性率为 0.39%。

4. 流行情况

马尔堡出血热的自然流行至今只局限于一些非洲国家，如刚果、安哥拉等地，此外，在南非、肯尼亚、津巴布韦、苏丹和扎伊尔也相继出现过马尔堡病毒感染的病例。血清学调查表明，近 50% 来自乌干达、肯尼亚和埃塞俄比亚的猴、大猩猩和黑猩猩有抗马尔堡病毒抗体。说明非洲可能是马尔堡病毒的自然疫源地。

截至目前，世界范围内共发生过三次马尔堡出血热的流行。第一次为 1967 年的欧洲，当时在德国马尔堡、法兰克福和前南斯拉夫贝尔格莱德，几家疫苗实验室的工作人员在实验中接触一批来自乌干达的非洲绿猴后，同时出现严重出血热症状，有 31 人发病，其中 7 人死亡。从患者的血液和组织细胞中分离出一种新病毒，并根据发现地点命名为马尔堡病毒，其所致疾病称为马尔堡出血热。

第二次流行为 1998 年至 2000 年的刚果民主共和国，共造成 149 人感染，123 人死亡。第三次流行为 2004 年 10 月至 2005 年 4 月，安哥拉的威热省共报告了 231 例病例，其中 210 例死亡，这是至今为止最大的一次暴发，病死率高达 91%，且是第一次发生在城市环境。

（三）临床表现

潜伏期一般为3～9天，较长的可超过2周。

临床表现为多系统损害，以发热、出血症状为主，病情严重。病程为14～16天，患者死亡多出现于发病后第6～9天。主要死因为循环系统、肝、肾功能衰竭和出血性休克。主要临床症状有：

1. 发热及毒血症症状：起病急，发热，多于发病数小时后体温迅速上升至40℃以上，为稽留热或弛张热，伴有畏寒、出汗，持续3～4天后体温下降，但有些病人可于第12～14天再次上升。伴乏力、全身肌肉酸痛、剧烈头痛及表情淡漠等毒血症症状。

2. 消化系统表现：发病后第2～3天即有恶心、呕吐、腹痛、腹泻等消化道症状，严重者可因连续水样便引起脱水。症状可持续1周。有肝功能异常及胰腺炎等。

3. 出血：发病后第4～6天开始有出血倾向，表现为鼻、牙龈、结膜和注射部位等皮肤黏膜出血，咳血、呕血、便血、血尿、阴道出血，甚至多脏器出血。严重者可发生弥散性血管内凝血及失血性休克。严重出血是本病最主要的死因。

4. 皮疹：所有病人均可出现麻疹样皮疹，皮肤充血性皮疹是本病特异的临床表现。在发病后第5～7天开始出现红色丘疹，从面部和臀部扩散到四肢和躯干，1天后由小丘疹逐渐融合成片为融合性斑丘疹，不痒。3～4日后，皮疹消退、脱屑。约半数病人有黏膜充血、腋窝淋巴结肿大，软腭出现暗红色黏膜疹。

5. 其他表现有浅表淋巴结肿大、咽痛、咳嗽、胸痛；少尿、无尿及肾功能衰竭；多数病人有中枢神经系统症状，如谵妄、昏迷等，心律失常甚至心力衰竭及肝功能障碍等。后期可因病毒持续在精液、泪液和肝脏中存在，引起睾丸炎、睾丸萎缩等，并成为潜在的传染源。

（四）病理特点

除横纹肌、肺和骨骼之外，几乎所有器官都可受损。其中肝、肾、淋巴组织的损害最为严重，脑、心、脾次之。

## 二、诊断、治疗和报告

（一）诊断和鉴别诊断

1. 诊断依据

（1）流行病学史：近期有疫区逗留史，与感染者或感染动物的接触史。

（2）临床表现：起病急、发热、肌肉酸痛、头痛、咳嗽、胸痛、呕吐、腹痛、腹泻，皮下和结膜有出血点及其他部位出血表现，在躯干和肩部出现紫红色的斑丘疹，少尿、无尿，谵妄、昏迷等。

（3）实验室检查

实验室诊断可早期采集病人血液和/或皮肤组织活检标本进行马尔堡病毒N蛋白抗原检测（ELISA、免疫荧光法、免疫组化法等）、逆转录PCR检测病毒RNA、病毒分离培养等，并进行血清特异性IgM、IgG抗体检测。以下结果可作为实验室确诊依据：

① 病毒抗原阳性；② 血清特异性IgM抗体阳性；③ 恢复期血清特异性IgG抗体滴度比急性期有4倍以上增高；④ 从患者标本中检测出马尔堡病毒RNA；⑤ 从患者标本中分离到马尔堡病毒。

2. 诊断

本病的诊断要依据流行病学史、临床表现和实验室检查。

(1) 疑似病例:具有上述流行病学史和临床表现。

对来自马尔堡出血热疫区或接触过新输入的非洲非人灵长类动物的人员,急骤起病,发热,有全身肌肉疼痛、头痛、乏力等全身中毒症状及出血症状,使用抗生素和抗疟药物治疗效果不明显的患者,应高度怀疑为马尔堡出血热。

(2) 确诊病例:疑似病例基础上具备诊断依据中实验室检查任一项检测阳性者。

3. 鉴别诊断

由于马尔堡出血热在发病早期症状无特异性,因此应在发病早期进行抗原检测、病毒分离、核酸检测和血清学试验,以尽快明确诊断。要注意与埃博拉出血热、肾综合征出血热、新疆出血热、拉沙热、登革出血热等其他病毒性出血热进行鉴别。

(二) 治疗原则

目前尚无特效治疗药物。一般采用对症处理和支持疗法,现有抗病毒药物的疗效有待进一步证实。

1. 一般支持治疗:应卧床休息,就地隔离治疗。给高热量、适量维生素流食或半流食。补充足够的液体和电解质,以保持水、电解质和酸碱平衡。

2. 对症和并发症治疗:预防及控制出血:有明显出血者应输新鲜血,以提供大量正常功能的血小板和凝血因子;血小板数明显减少者,应输血小板;对合并有弥散性血管内凝血者,可用肝素等抗凝药物治疗。心功能不全者应用强心药物;肾性少尿者,可按急性肾功能衰竭处理:限制入液量,应用利尿剂,保持电解质和酸碱平衡,必要时采取透析疗法;肝功能受损者可给予保肝治疗。抗生素可用来预防感染。

3. 恢复期病人血清治疗:如给早期病人注射恢复期患者的血清,可能有效。

(三) 预后

病死率高达20% ~90%。体内病毒量高、肝肾等主要脏器功能损害严重者预后差。

(四) 报告

各级医疗机构一旦发现符合病例定义的马尔堡出血热疑似或确诊病例时,应参照甲类传染病的报告要求通过国家疾病监测信息报告管理系统进行网络直报,报告疾病类别选择“其他传染病”。符合《国家突发公共卫生事件相关信息报告管理工作规范(试行)》要求的,按照相应的规定进行报告。

## 三、实验室检测

(一) 血常规及生化检查

血常规检查白细胞总数及淋巴细胞减少,周围血象中可见幼稚淋巴细胞;血小板明显减少,于6~12病日降至最低值,有的病例可降至$10\times10^9$/L;血浆纤维蛋白原减少,纤维蛋白降解产物增加。血沉加快,血清转氨酶升高。发病早期即可检测到蛋白尿。

(二) 血清学检测

应用间接免疫荧光试验、ELISA等检测抗马尔堡病毒IgM和IgG抗体。一般IgM抗体在发病后第7天出现,持续2~3月,单份血清IgM抗体阳性即可诊断。检测急性期和恢复期双份血清 IgG 抗体,滴度增高 4 倍以上者也可诊断。

（三）病原学检测

马尔堡病毒高度危险,与活病毒相关实验必须在 BSL-4 实验室进行。

1. 病毒抗原检测:酶联免疫吸附试验(ELISA)检测血清中马尔堡病毒抗原,可用于早期诊断。取皮肤组织活检,应用免疫组化法检测马尔堡病毒抗原。

2. 病毒核酸检测:逆转录 PCR 检测血清中病毒 RNA,可用于早期诊断。

3. 病毒分离培养:接种病人的血液、尿液或咽分泌物等于 Vero 细胞,进行病毒分离培养和鉴定,阳性者可以诊断。

## 四、预防控制措施

目前尚无有效的疫苗可以预防马尔堡出血热,控制传染源是预防和控制马尔堡出血热最重要的措施,因此要加强国境卫生检疫,严防本病传入我国。

（一）预防性措施

1. 加强输入性马尔堡出血热的监控

检验检疫机构对来自疫区人员应严格采取检疫措施,加强健康申报、体温检测、医学巡查等工作,对发现的可疑病例应当实施隔离等必要措施。对有明确暴露史的应实施 21 天的医学观察,进行留验处理,每日监测体温。并立即通知当地卫生部门开展患者救治和疫情调查处理工作。

要加强对入境动物的检疫工作,特别是对从疫区输入的非人灵长类动物要严格检疫。

2. 对疫区旅游者和医务工作人员开展健康宣教

前往马尔堡出血热疫区的旅行者应具备基本防病知识,避免密切接触带毒灵长类动物和患者。到疫区卫生保健机构工作的医务人员应全面了解流行情况和防病知识,避免接触灵长类动物,与可疑病人接触时要采取必要的个人防护措施。离开疫区的人在出发后21天之内,一旦出现发热性疾病,应立即就医,向医生告知疫区旅行史。

3. 密切关注马尔堡出血热的流行动态

卫生部门和检疫部门要提高警惕,密切注视国外疫情变化,尤其是非洲国家的流行情况,及时掌握疫情的动态信息。

（二）疫情控制措施

各级医疗机构一旦发现疑似马尔堡出血热病例后要立即报告当地疾病预防控制中心,使卫生行政和疾控部门尽早掌握疫情并采取必要的防控措施。

1. 病例和接触者管理

对疑似病例及其接触者应就地实行留验医学观察,确诊病例必须在传染病专业医院进行严格隔离治疗,隔离区内采取呼吸防护措施。男性病人必须禁止性生活至少3个月,直到精子检查无病毒为止。

2. 防止医院内感染

（1）加强个人防护:凡是接触、护理染疫动物和病例以及进行疫点处理的工作人员必须穿戴全套防护服和防病毒面罩进行操作。

（2）对病人的排泄物及污染物品均严格彻底消毒:病人的排泄物、分泌物、血和病人接触过的所有物品以及血液检查用的试验器械、可疑污染场所,都要选择敏感消毒剂进行喷洒、喷雾或熏蒸消毒处理。常用消毒剂有0.5%的次氯酸钠溶液、过氧乙酸、福尔马林或加去污剂的石碳酸等，其他方法有高压消毒、焚化或煮沸，还可用紫外线可做空气消毒。

病人死亡后，应尽量减少尸体的搬运和转运，尸体应用密封防漏物品包裹，及时焚烧或就近掩埋。必须转移处理时，也应在密封容器中进行。须做尸体解剖时，应严格实施消毒隔离措施。病人使用过的衣物应进行蒸气消毒或焚化。

3. 加强实验室生物安全

所有涉及马尔堡病毒活病毒的操作必须在BSL-4级实验室中进行。实验室检验应在生物安全柜内进行，如果没有生物安全三级以上的试验条件，则尽可能减少检验次数，操作时做好个人防护。

4. 流行病学调查

该病的潜伏期可短达3天，因此必须迅速开展接触者追踪调查。凡在患者传染期内可能密切接触的所有人员都应进行隔离观察：每天测量两次体温，直至最后一次接触3周后，一旦体温高于38.3℃，则应立即进行隔离治疗。所有与患者接触的动物都应进行登记、追踪、隔离、观察。

5. 开展公众宣传教育，正确预防，减少恐慌

积极、广泛地宣传马尔堡出血热的防治知识，避免疫情发生后引起不必要的社会恐慌。使公众正确对待事件的发生，及时、有效地采取预防手段。

# 主要参考文献

[1] 国家卫生和计划生育委员会. 埃博拉出血热防控方案(第三版)(〔2014〕56)[S],2014.

[2] 国家卫生和计划生育委员会. 埃博拉出血热相关病例诊断和处置路径(〔2014〕44)[S],2014.

[3] 国家卫生和计划生育委员会. 埃博拉出血热医院感染预防与控制技术指南(第一版)(〔2014〕57)[S],2014.

[4] 国家卫生和计划生育委员会,国家质量监督检验检疫总局. 关于将埃博拉出血热纳入检疫传染病管理的公告(〔2014〕18)[S],2014.

[5] 国家卫生部. 医疗机构消毒技术规范(WS/T 367—2012)[S],2012.

[6] 国家卫生部. 埃博拉出血热的诊断和治疗方案(〔2008〕140 号),2014.

[7] 国家卫生部. 马尔堡出血热预防控制技术指南(〔2008〕140 号),2014.

[8] 中国疾病预防控制中心. 埃博拉出血热流行病学调查方案(第二版)[R],2014.

[9] 中国疾病预防控制中心. 埃博拉出血热实验室检

测方案(第三版)[R],2014.

[10] 中国疾病预防控制中心. 埃博拉出血热个人防护指南(第二版)[R],2014.

[11] 唐家琪,王长军. 自然疫原性疾病[M]. 北京:科学出版社,2005.

[12] 钱万红,王忠灿,吴光华. 消毒杀虫灭鼠技术[M]. 北京:人民卫生出版社,2008.

[13] 俞东征. 人兽共患病学[M]. 北京:科学出版社,2009.

[14] 刘阳,马志永,史子学,等. 埃博拉出血热[J]. 中国人兽共患病学报,2011, 27(11):1028 - 1031.

[15] 许黎黎,张连峰. 埃博拉出血热及埃博拉病毒的研究进展[J]. 中国比较医学杂志,2011,21(1):70 - 74.

[16] 张文生,李学军. 埃博拉出血热的流行病学研究进展[J]. 现代预防医学,2007,34(15):2856 - 2857.

[17] World Health Organization. Ebola virus disease, WestAfrica-update (2014 - 11 - 14) [EB/OL]. http://www.who. int/csr/don/2014_11_11_ebola/en/.

[18] MacNeil A, Rollin PE. Ebola and Marburg hemorrhagic fevers: neglected tropical diseases [J]. PLoS Negl Trop Dis, 2012, 6(6): e1546.

[19] World Health Organization. ,Ebola Virus Disease in West Africa-The First 9 Months of the Epidemic and Forward Projections [J]. N Engl J,September 23, 2014, at NEJM. org (Epub ahead of print).

[20] World Health Organization. WHO statement on the meeting of the International Health Regulations Emergency

Committee regarding the 2014 ebola outbreak in West Africa [ EB/OL ]. http://www. who. int/mediacentre/news/statements/2014/ebola - 20140808/en/.

[21] World Health Organization. Estimating the future number of cases in the Ebola epidemic_Liberia and Sierra Leone, 2014 2015. Morb Mortal Wkly Rep 2014 September 23 (Epub ahead of print).

[22] Nishiura H, Chowell G. Early transmission dynamics of Ebola virus disease (EVD), West Africa, March to August 2014[R]. Rapid Commun 2014;19:1 -6.

[23] G. Dudas, A. Rambaut, Phylogenetic analysis of Guinea 2014 EBOV Ebolavirus outbreak [EB/OL]. http://currents. plos. org/outbreaks/article/phylogenetic - analysis - of - guinea - 2014 - ebov - ebolavirus - outbreak - 2/.

[24] 李昱,任翔,刘翟,等. 埃博拉病毒病:流行病学、生态学、诊断、治疗及控制[J]. 科技导报, 2014,32(24):15 -24.

[25] 程颖,刘军,李昱,等. 埃博拉病毒病: 病原学、致病机制、治疗与疫苗研究进展[J]. 科技通报, 2014,59(30):2889 -2899.

[26] World Health Organization. Ebola and Marburg virus disease epidemics: preparedness, alert, control, and evaluation (Interim version 1. 1) [M/OL]. [2014 - 08 - 10]. http://www. who. int/csr/disease/ebola/manual_EVD/en.

[27] World Health Organization. WHO statement on the meeting of the International Health Regulations Emergency Committee regarding the 2014 Ebola outbreak in West Africa [EB/OL]. (2014 -08 -08) [2014 -08 -10]. http://www. who.

int/mediacentre/news/statements/2014/polio - 20140505/en.

[28] Centres for Disease Prevention and Control. Ebola hemorrhagic fever-2014 Ebola outbreak in West Africa [EB/OL]. [2014 - 08 - 24]. http://www.cdc.gov/vhf/ebola/outbreaks/guinea/index.html.

# 埃博拉出血热病毒个体防护装备图例

从事埃博拉病毒流行病学调查人员、样品采集人员、实验室检测人员、医护人员、海关出入境检疫人员等高风险作业人员，应加强个体防护措施。主要个体防护装备包括但不限于：

## 呼吸防护

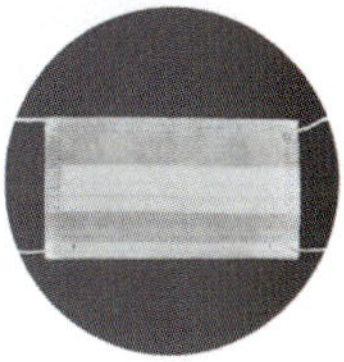

医用外科口罩

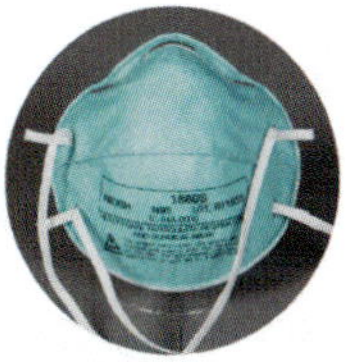

医用防护口罩

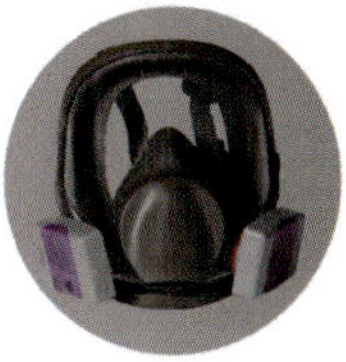

全面型自吸过滤式呼吸器

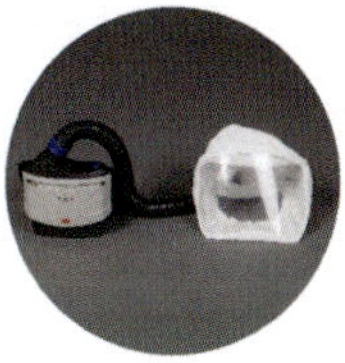

动力送风呼吸器

## 眼面部防护

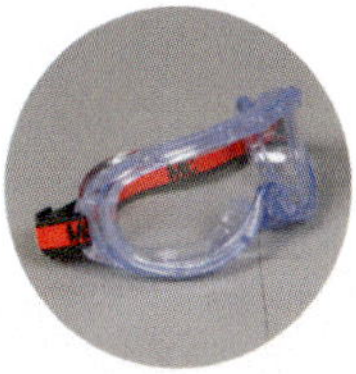

眼罩

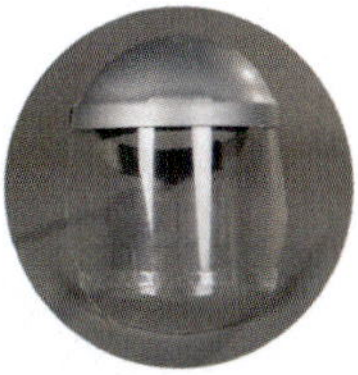

防护面屏

## 躯干四肢防护

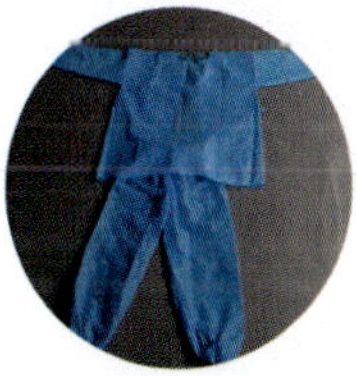

一次性隔离衣

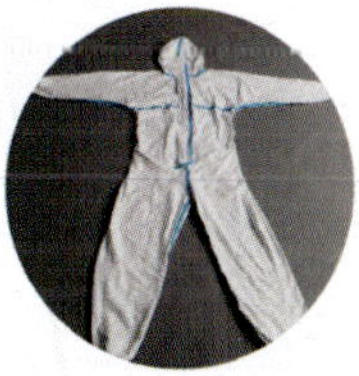

医用一次性防护服

## 手部、足部防护

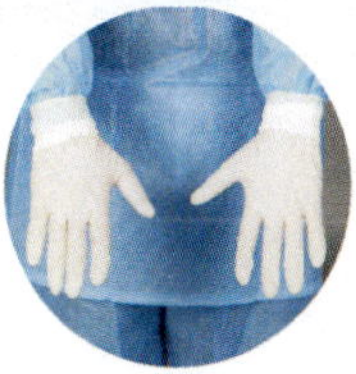

一次性橡胶手套

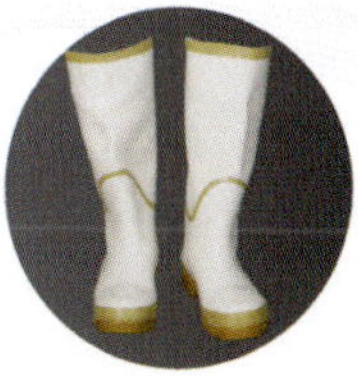

防水靴

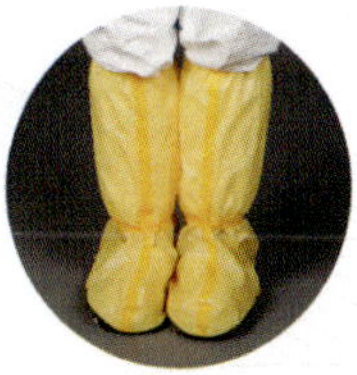

防水靴套

正确合理地使用个体防护装备是保证防护效果的基础，使用人员应接受培训，充分了解并熟知个体防护装备的产品性能、适用条件以及产品的正确佩戴和使用方法。

# 防控埃博拉出血热个人防护操作流程

## 1 留观、疑似和确诊病例转运人员个人防护

### 穿戴顺序

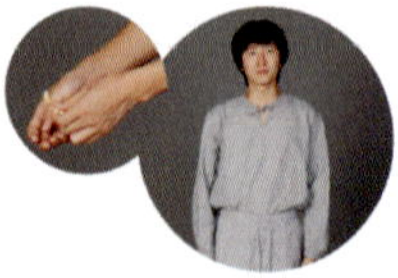

步骤 1：更换个人衣物

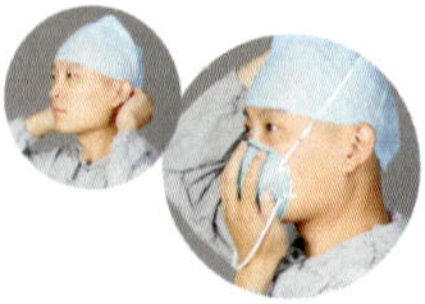

步骤 2：一次性工作帽和医用防护口罩（N95及以上）

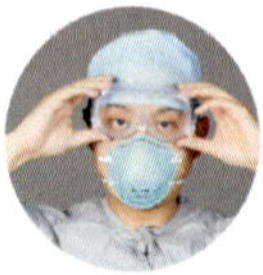

步骤 3：防护眼罩

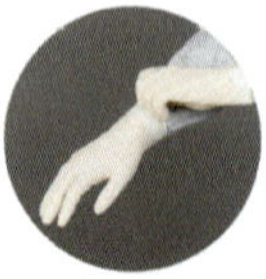

步骤 4：手卫生后戴里层一次性手套

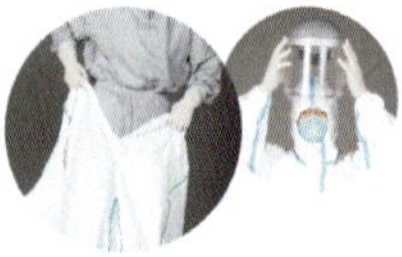

步骤 5：医用一次性防护服，如使用防护面屏，则戴在防护服外(必要时，可加穿防水围裙；若戴防护面屏，则不需要戴眼罩)

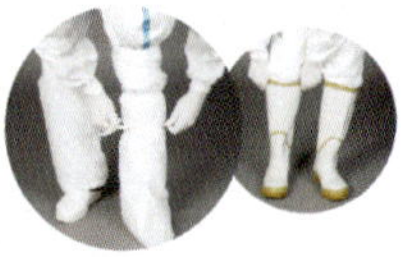

步骤 6：工作鞋和一次性防水靴套或长筒胶鞋

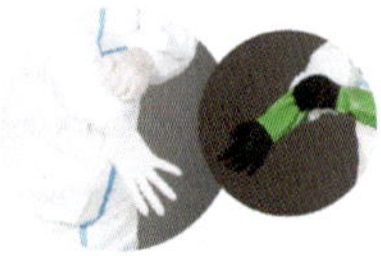

步骤 7：外层一次性手套(必要时，外层一次性手套可改为长袖橡胶手套)

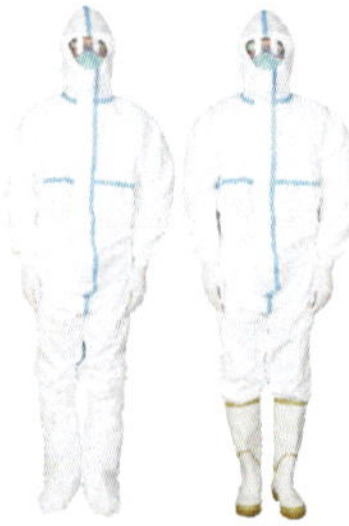

### 脱摘顺序

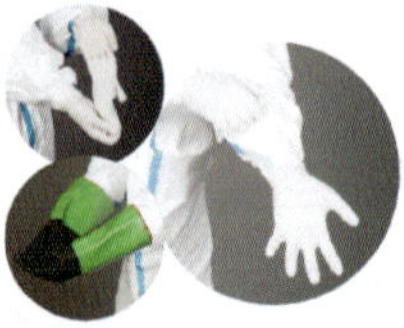

步骤 1：更换外层手套

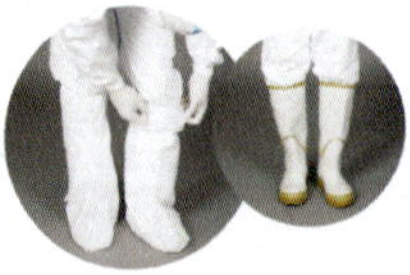

步骤 2：一次性防水靴套，如穿长筒胶鞋，则更换为工作鞋。（需要时，先脱防水围裙）

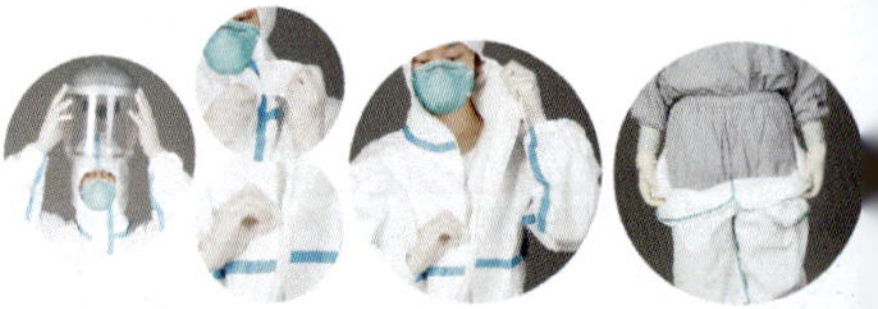

步骤 3：解开医用一次性防护服，小心地由内向外翻卷脱掉医用一次性防护服，如使用防护面屏，先行摘掉(需要时，先脱防水围裙)

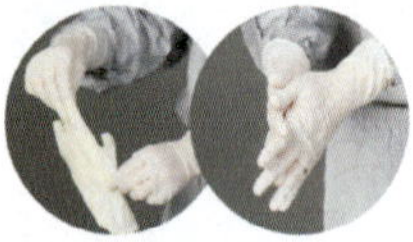

步骤 4：脱去外层一次性手套并消毒里层手套

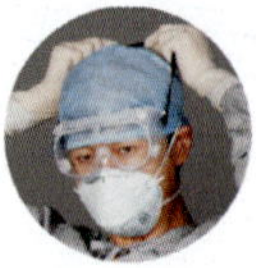

步骤 5：防护眼罩

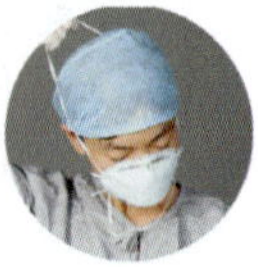

步骤 6：医用防护口罩(N95及以上)

一次性工具帽

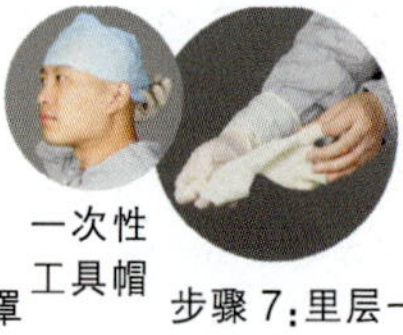

步骤 7：里层一次性手套

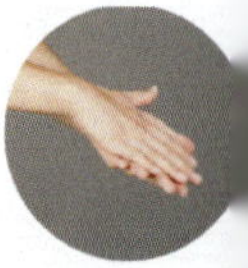

步骤 8：手卫生后换回个人衣物

## 2 尸体处理人员个人防护

对于环境清洁消毒人员，当环境中存在大量患者血液、体液、呕吐物、排泄物及其污染物品时，个人防护参见尸体处理人员，使用全面型自吸过滤式呼吸器或动力送风呼吸器时，根据消毒剂种类选配尘毒组合的滤毒盒或滤毒罐。其他污染环境清洁消毒参见隔离病房工作人员。

### 穿戴顺序

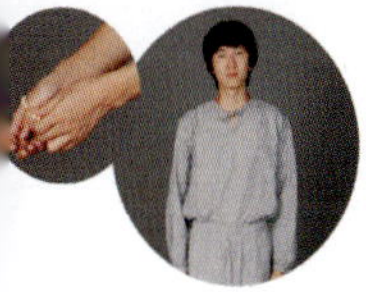

步骤 1：更换个人衣物

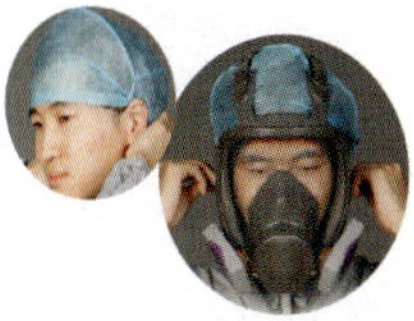

步骤 2：一次性工作帽和全面型自吸过滤式呼吸器(若使用动力送风呼吸器，省略该处的呼吸器)

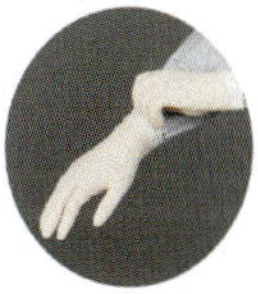

步骤 3：手卫生后戴一次性手套

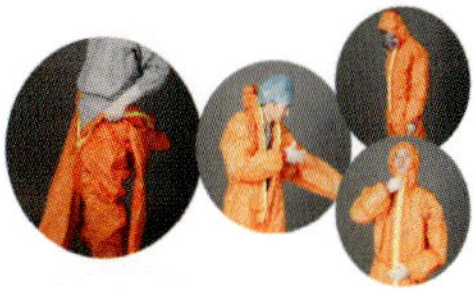

步骤 4：化学防护服或医用一次性防护服和防水围裙

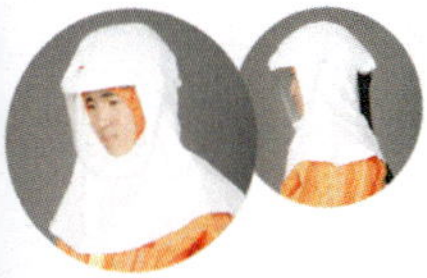

步骤 5：动力送风呼吸器(若选择动力送风呼吸器，省略步骤 2 中的呼吸器)

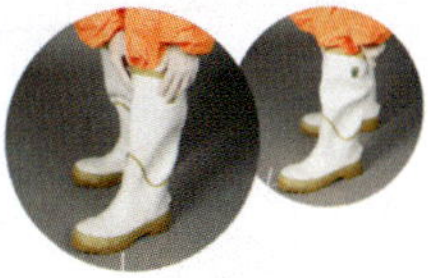

步骤 6：长筒胶鞋

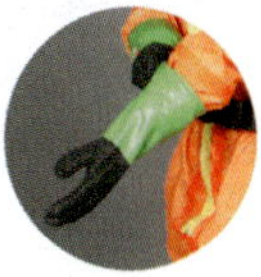

步骤 7：长袖橡胶手套

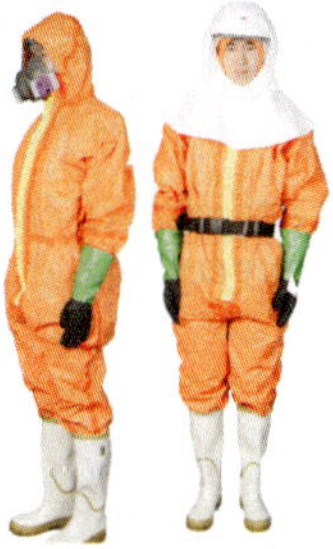

### 脱摘顺序

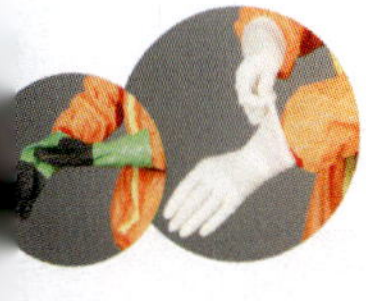

步骤 1：外层长袖橡胶手套更换为一次性手套

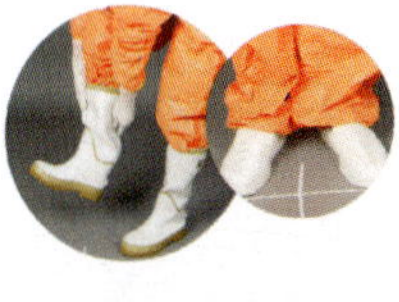

步骤 2：长筒胶鞋更换为工作鞋

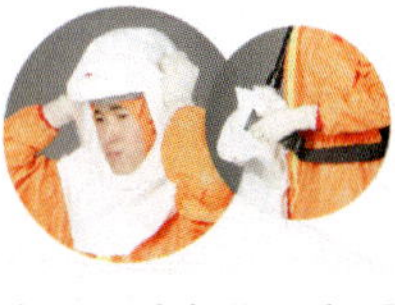

步骤 3：动力送风呼吸器(如未戴，到下一步)

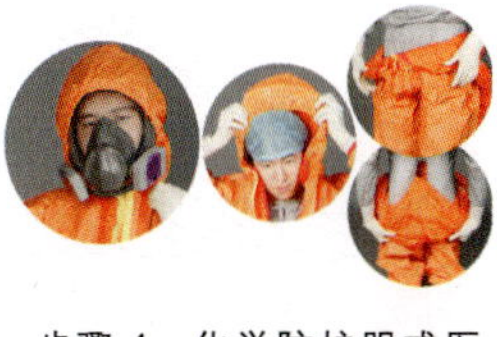

步骤 4：化学防护服或医用一次性防护服(需要时，先脱防水围裙)

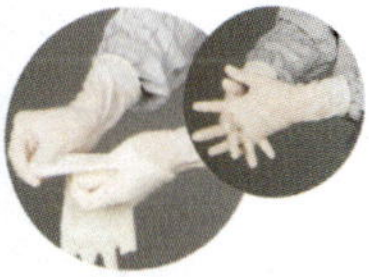

步骤 5：外层一次性手套，里层手套消毒

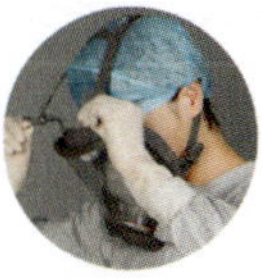

步骤 6：全面型自吸过滤式呼吸器

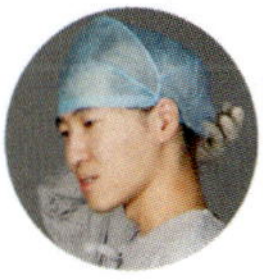

步骤 7：一次性工作帽

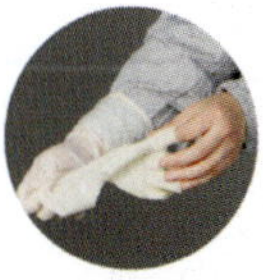

步骤 8：里层一次性手套

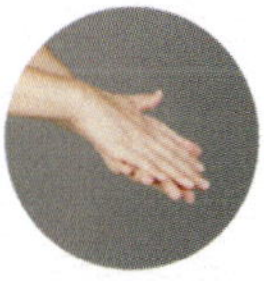

步骤 9：手卫生后换回个人衣物

# 防控埃博拉出血热个人防护操作流程

## 3 隔离病房工作人员个人防护

### 穿戴顺序

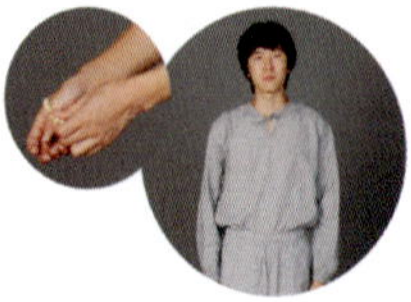

步骤 1:更换个人衣物

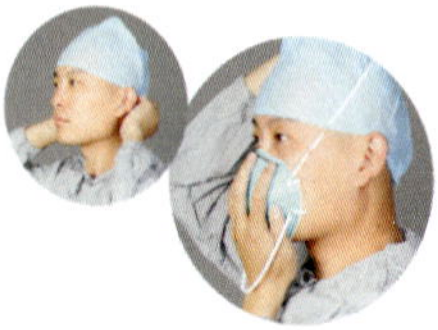

步骤 2:一次性工作帽和医用防护口罩 (N95 及以上)

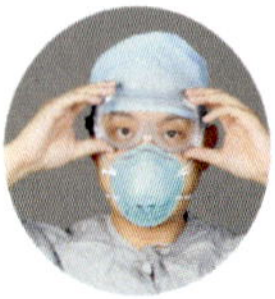

步骤 3:防护眼罩

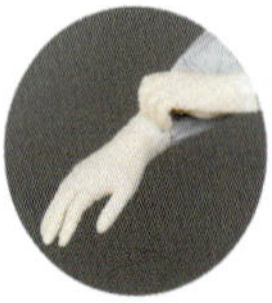

步骤 4:手卫生后戴里层一次性手套

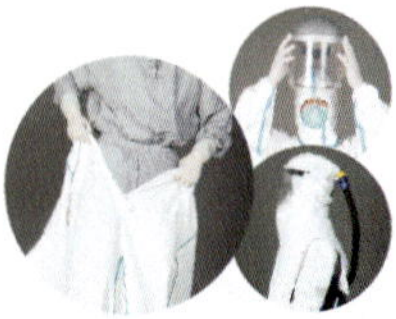

步骤 5:医用一次性防护服,(如使用防护面屏或动力送风呼吸器,则戴在防护服外,此时不用戴眼罩) (必要时,可加穿防水围裙)

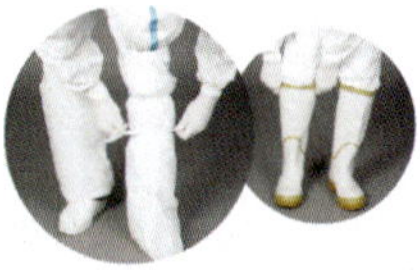

步骤 6:工作鞋、一次性防水靴套或长筒胶鞋

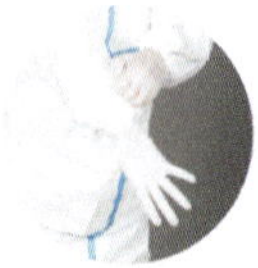

步骤 7:外层一次性手套

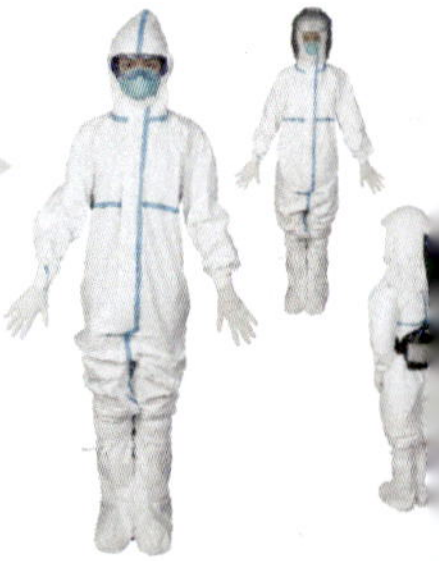

### 脱摘顺序

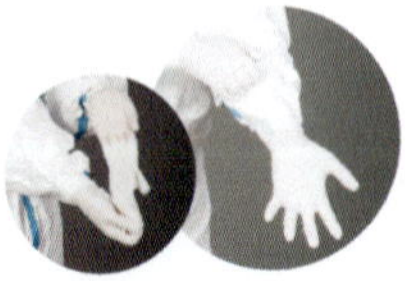

步骤 1:更换外层一次性手套

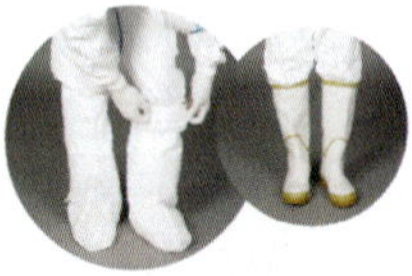

步骤 2:脱防水靴更换为工作鞋或松开防水靴套

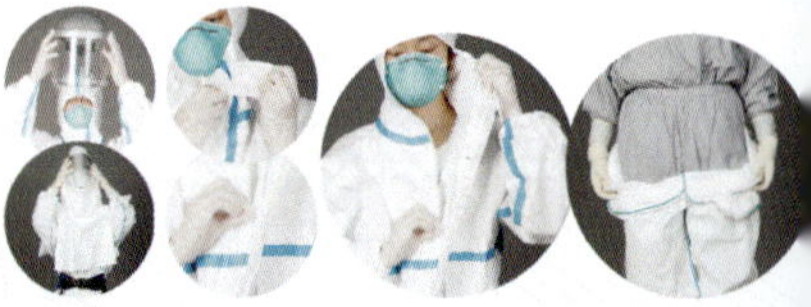

步骤 3:解开医用一次性防护服,小心地由内向外翻卷脱掉医用一次性防护服,如使用防护面屏或动力送风呼吸器,先行摘掉(需要时,先脱防水围裙)

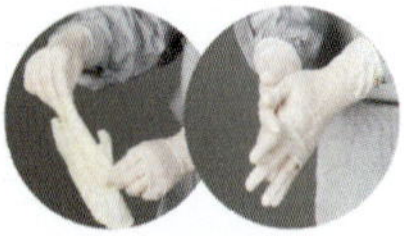

步骤 4:脱去外层一次性手套并消毒里层手套

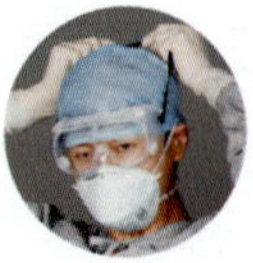

步骤 5:防护眼罩

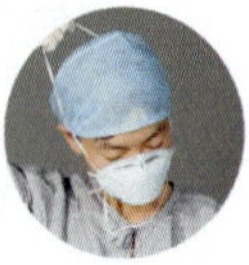

步骤 6:医用防护口罩(N95 及以上)

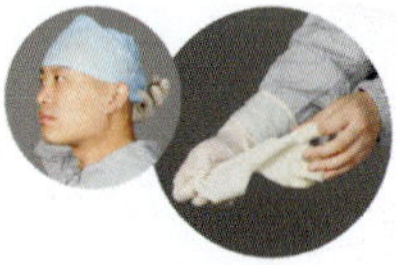

步骤 7:里层一次性手套

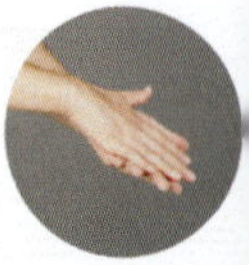

步骤 8:手卫生后换回个人衣物

# 防控埃博拉出血热个人防护操作流程

## 4 样本采集人员个人防护

### 穿戴顺序

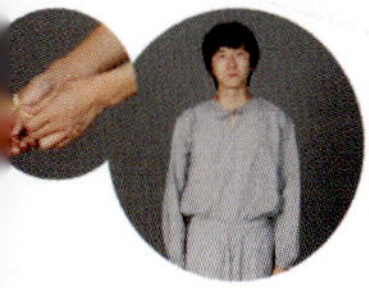

步骤 1：更换个人衣物

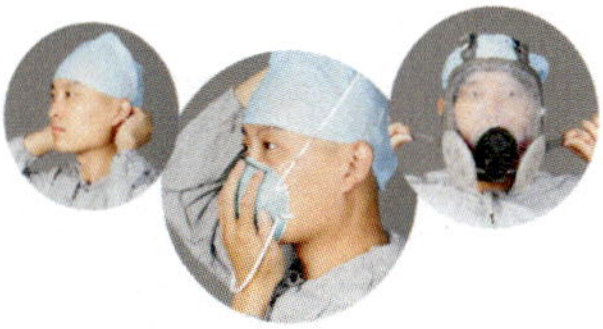

步骤 2：一次性工作帽和医用防护口罩(N95 及以上)或全面型自吸过滤呼吸器

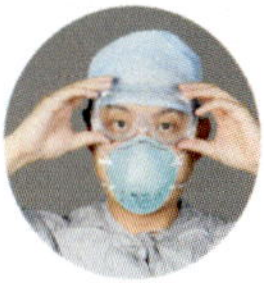

步骤 3：防护眼罩，如选择全面型自吸过滤式呼吸器时无需佩戴

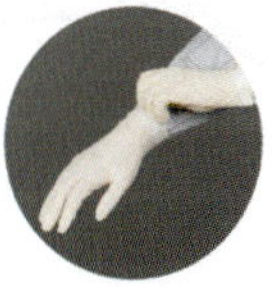

步骤 4：手卫生后戴里层一次性手套

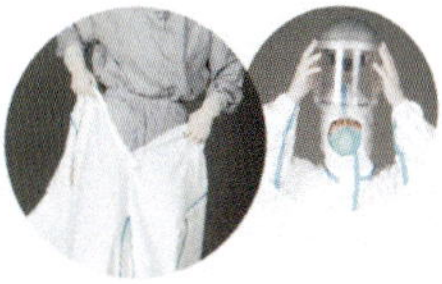

步骤 5：医用一次性防护服，如使用防护面屏，则戴在防护服外(必要时，可加穿防水围裙)

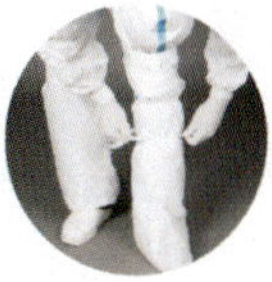

步骤 6：工作鞋、一次性防水靴套

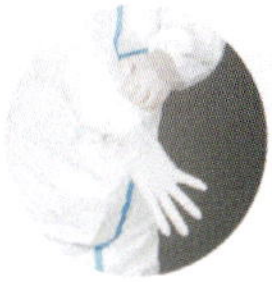

步骤 7：外层一次性手套

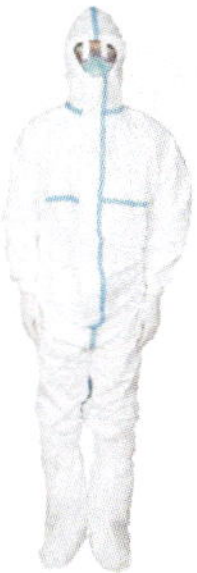

### 脱摘顺序

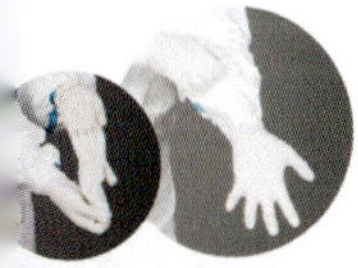

步骤 1：更换外层一次性手套

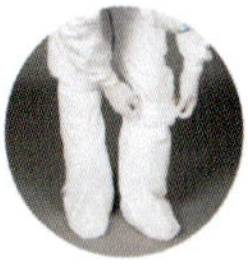

步骤 2：一次性防水靴套

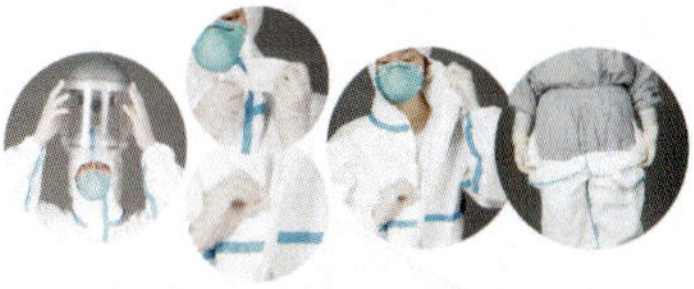

步骤 3：解开医用一次性防护服，小心地由内向外翻卷 脱掉医用一次性防护服，如使用防护面屏，先行摘掉(需要时，先脱防水围裙)

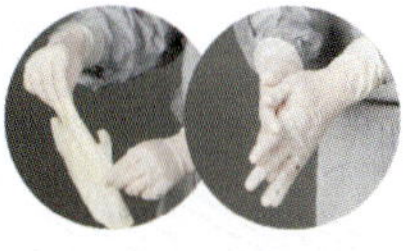

步骤 4：脱去外层一次性手套并消毒里层手套

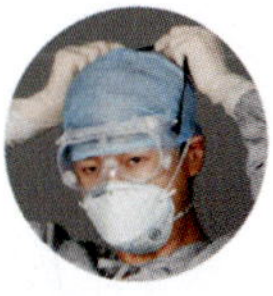

步骤 5：防护眼罩

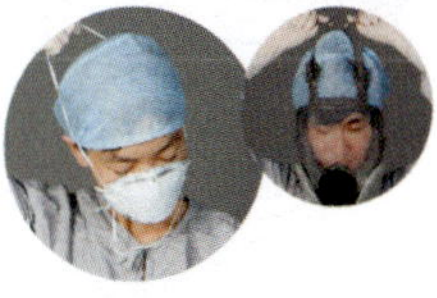

步骤 6：医用防护口罩(N95 及以上)或全面型自吸过滤式呼吸器

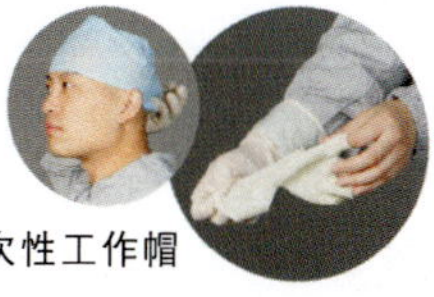


步骤 7：里层一次性手套

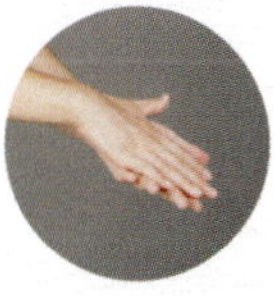

步骤 8：手卫生后换回个人衣物

## 5 生物安全实验室工作人员个人防护

### 穿戴顺序

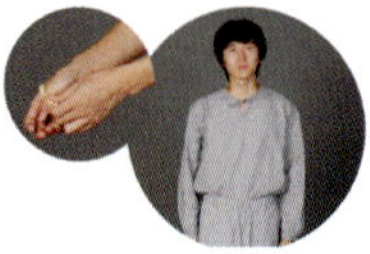

步骤 1:更换个人衣物

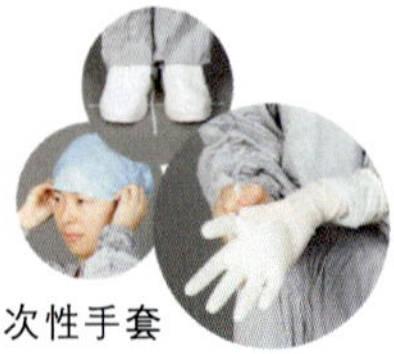


步骤 2:实验室拖鞋和里层

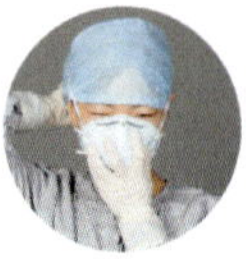

步骤 3:医用防护口罩(N95 及以上)

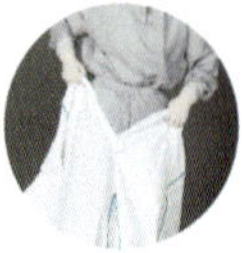

步骤 4:医用一次性防护服

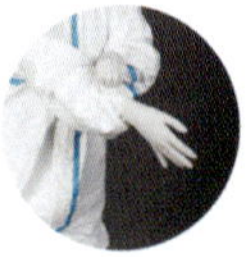

步骤 5:外层一次性手套

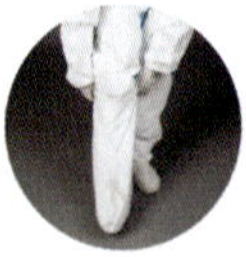

步骤 6:换工作鞋,穿一次性防水靴套

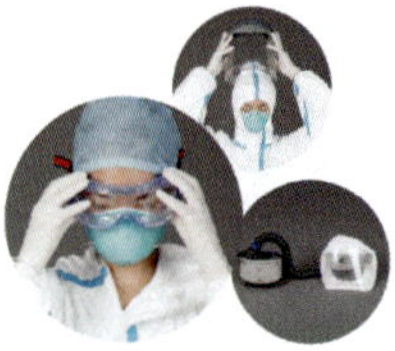

步骤 7:防护眼罩或防护面屏。如选择动力送风呼吸器无需佩戴防护眼罩或防护面屏,必要时可加穿防水围裙。

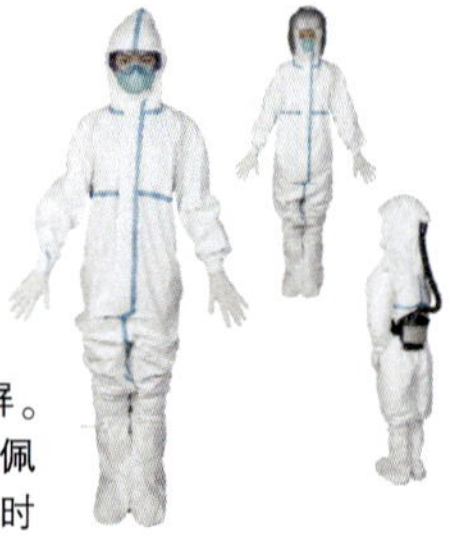

### 脱摘顺序

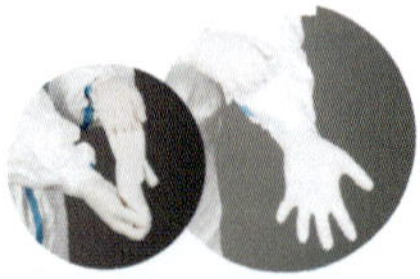

步骤 1:更换外层一次性手套

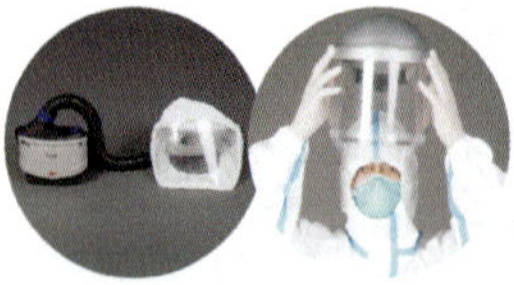

步骤 2:动力送风呼吸器或防护面屏,如未使用到下一步

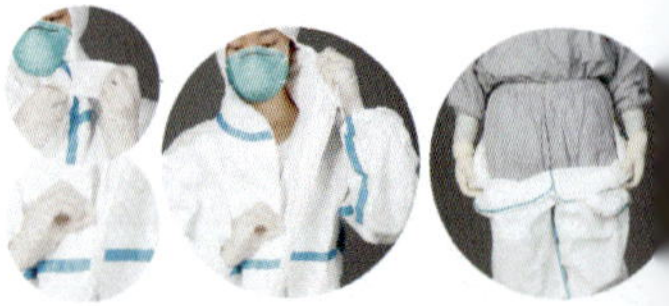

步骤 3:解开医用一次性防护服,小心
由内向外翻卷脱掉医用一次性防护服
一次性防水靴套(需要时,先脱防水围

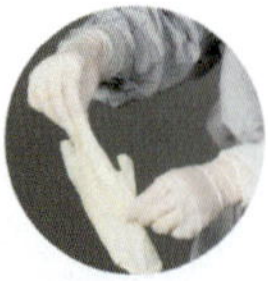

步骤 4:外层一次性手套

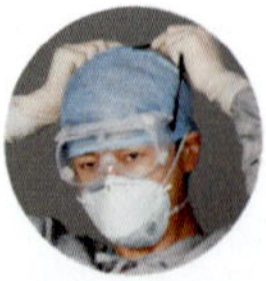

步骤 5:防护眼罩(如使用动力送风呼吸器,此步骤省略)

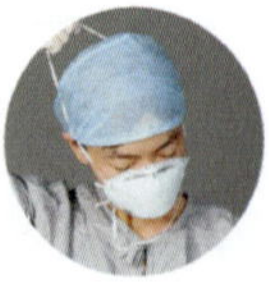

步骤 6:医用防护口罩(N95 及以上)

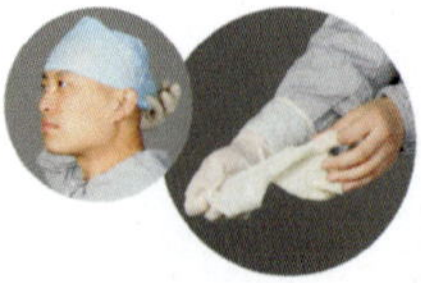

步骤 7:里层一次性手套

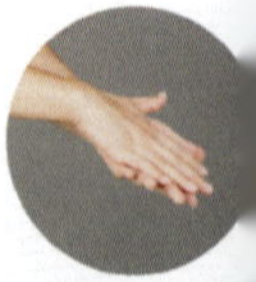

步骤 8:脱里层
工作服和工作鞋
淋浴间淋浴后
个人衣物

## 6 流行病学调查工作人员个人防护

流行病学调查对象包括密切接触者、疑似和确诊病例，在进行流行病学调查时，根据调查对象不同，流调人员应根据病原体暴露风险不同，佩戴个人防护装备。

### 密切接触者

#### 穿戴顺序

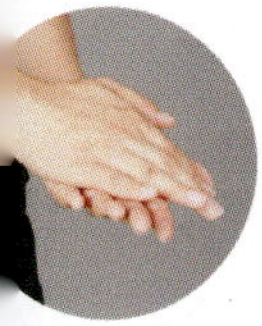

步骤 1：手卫生

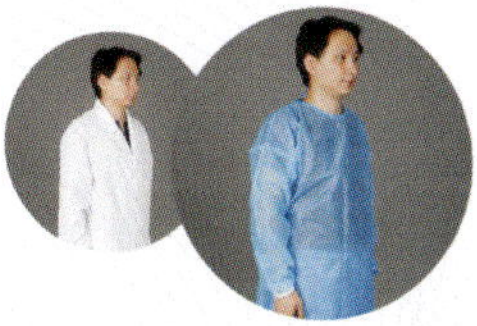

步骤 2：工作服或一次性隔离衣

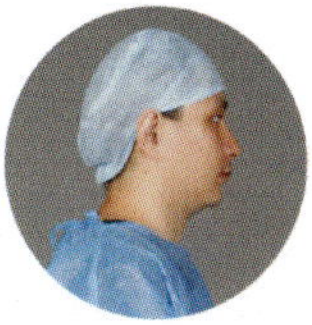

步骤 3：一次性工作帽

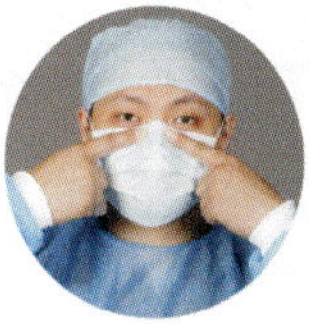

步骤 4：医用外科口罩

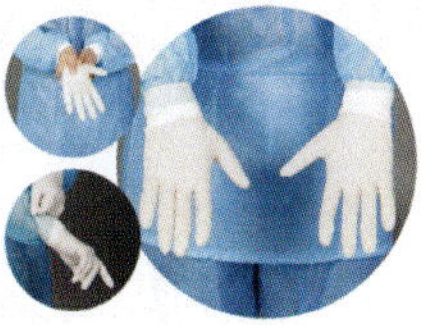

步骤 5：一次性手套

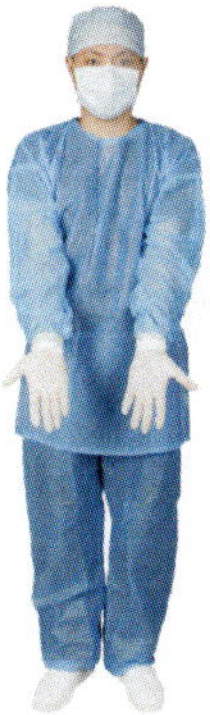

#### 脱摘顺序

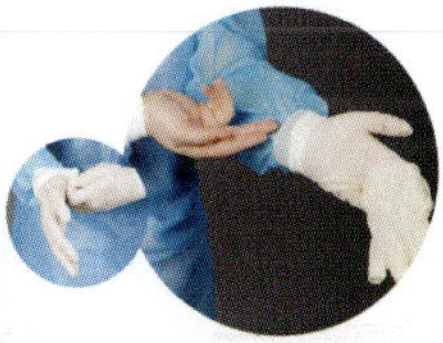

步骤 1：一次性手套

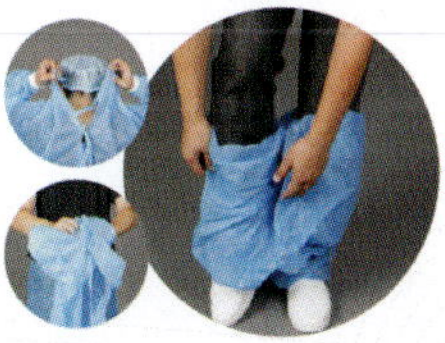

步骤 2：工作服或一次性隔离衣

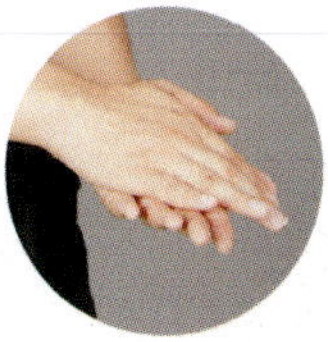

步骤 3：手卫生

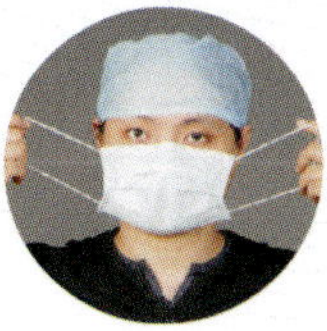

步骤 4：医用外科口罩

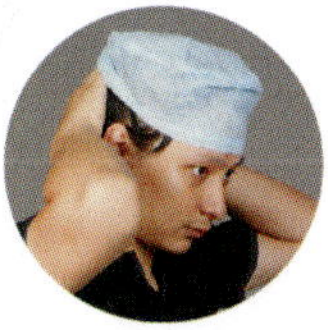

步骤 5：一次性工作帽

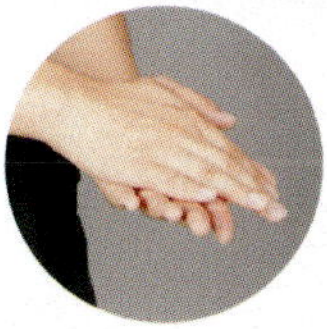

步骤 6：手卫生

## 6 流行病学调查工作人员个人防护

流行病学调查对象包括密切接触者、疑似和确诊病例，在进行流行病学调查时，根据调查对象不同，流调人员应根据病原体暴露风险不同，佩戴个人防护装备。

### 疑似和确诊病例

#### 穿戴顺序

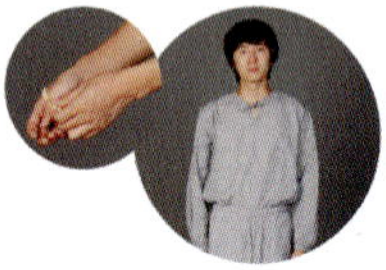

步骤 1：更换个人衣物

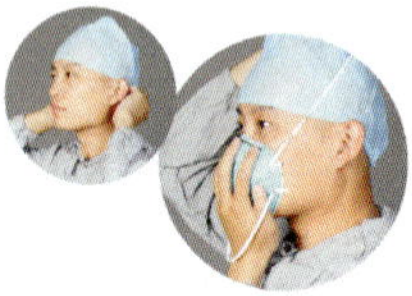

步骤 2：一次性工作帽和医用防护口罩(N95 及以上)

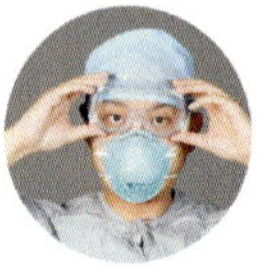

步骤 3：防护眼罩

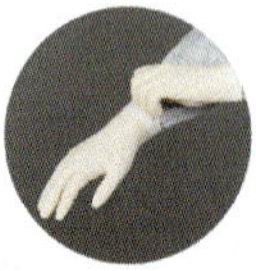

步骤 4：手卫生后戴里层一次性手套

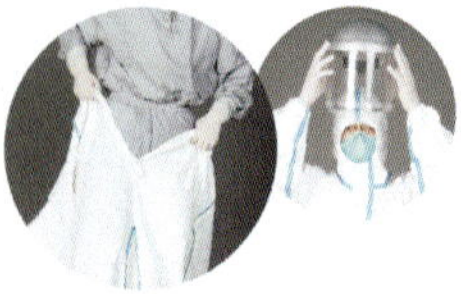

步骤 5：医用一次性防护服，如使用防护面屏，则戴在防护服外(若戴防护面屏，则不需要戴眼罩)

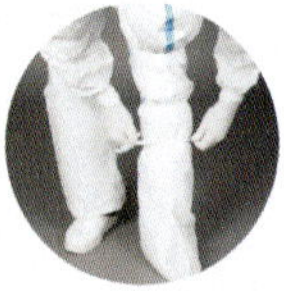

步骤 6：工作鞋、一次性防水靴套

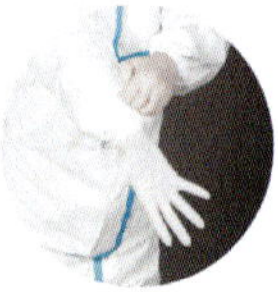

步骤 7：外层一次性手套

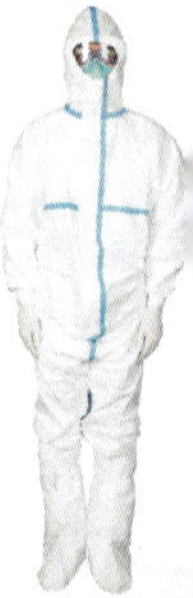

#### 脱摘顺序

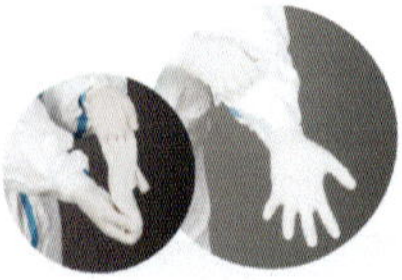

步骤 1：更换外层一次性手套

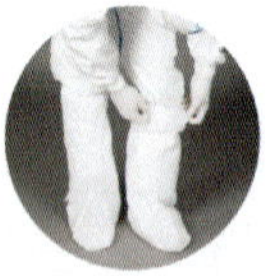

步骤 2：一次性防水靴套

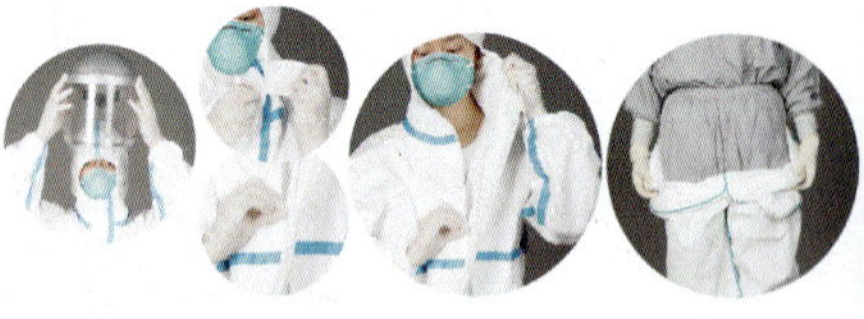

步骤 3：解开医用一次性防护服，小心地由内向外翻卷脱掉医用一次性防护服，如使用防护面屏，先行摘掉(需要时，先脱防水围裙)

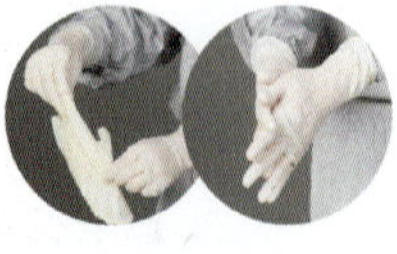

步骤 4：脱去外层一次性手套并消毒里层手套

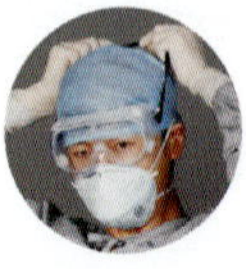

步骤 5：防护眼罩

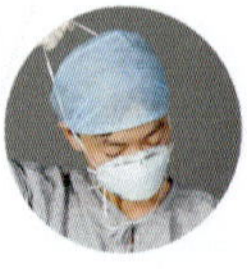

步骤 6：医用防护口罩(N95 及以上)

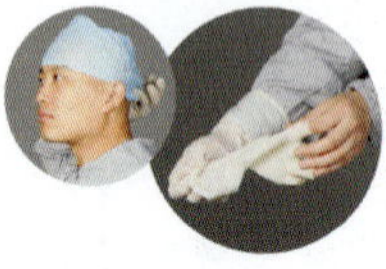

步骤 7：里层一次性手套

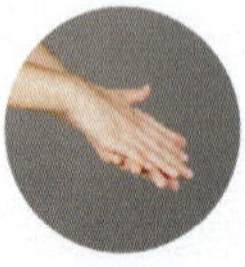

步骤 8：手卫生后换回个人衣物